U0653850

内容提要

《少林内功应用与研究》是中华功法应用与研究丛书之一。该书详细阐述了少林内功的释义、渊源、传承、功法特点、现代研究及主要套路，介绍了少林内功的临床应用，包括呼吸系统疾病、心血管疾病、代谢类疾病、运动系统疾病、妇科疾病、心理疾病等方面的应用，为少林内功的推广和应用提供了科学依据。

图书在版编目(CIP)数据

少林内功应用与研究/姚斐主编. —上海：上海交通大学出版社，2025.6. —ISBN 978-7-313-32594-5

Ⅰ. R212；G852.6

中国国家版本馆 CIP 数据核字第 2025XD4512 号

少林内功应用与研究

SHAOLIN NEIGONG YINGYONG YU YANJIU

主　　编：姚　斐

出版发行：上海交通大学出版社　　地　　址：上海市番禺路 951 号

邮政编码：200030　　电　　话：021-64071208

印　　制：上海锦佳印刷有限公司　　经　　销：全国新华书店

开　　本：880mm×1230mm　1/32　　印　　张：6.5

字　　数：146 千字

版　　次：2025 年 6 月第 1 版　　印　　次：2025 年 6 月第 1 次印刷

书　　号：ISBN 978-7-313-32594-5

定　　价：48.00 元

中华功法应用与研究丛书

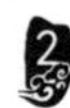

少林内功应用与研究

姚斐 ◎ 主编

上海交通大學出版社
SHANGHAI JIAO TONG UNIVERSITY PRESS

本书由 *SMC* 株式会社会长高田博士支持和赞助!

中华功法应用与研究丛书

编 委 会

Foreword

“中华功法应用与研究丛书”总序

“中华功法应用与研究丛书”是由日本 SMC 株式会社会长高田先生热情资助，上海交通大学、上海中医药大学精心组织，由国内功法研究的著名专家和功法流派的资深传人，将中国历代具有养生医疗价值的优秀传统功法，从应用与研究两个方面进行编撰的丛书。

中国传统功法，古代称为“导引”或“道引”。晋代李颐认为，导气令和，引体令柔。因此，在近代又有“气功”与“功法”之称。功法，在中国几千年的流传中，常与推拿、按摩的手法结合应用。1973 年，在中国长沙马王堆出土的汉墓中的帛画导引图，有 44 个导引姿势，其中一部分是单纯的功法运动，另一部分是结合手法操作治疗病痛，或借助器械进行的运动锻炼。在各个姿势图的旁边，还标以该运动的功用，以及适应病症的文字。足见功法导引既是养生防病的方法，又是治疗疾病的手段。

功法导引，在几千年的传承历史中，经过历代传承者的整理、总结、扬弃、融合，形成了丰富的种类及流派，有“五禽戏”“八段锦”“易筋经”“六字诀”“少林内功”等，还有具有功法性质的各种拳术，如“太极拳”“八卦拳”“形意拳”“查拳”等。武术与功法有同有异。其同者，都是人体肢体运动，具有前后相连的运动规范，并结合呼吸及意念活动，即“形”“气”“神”三结合。其异者，

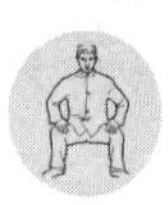

武术的各种拳术，目的是为对抗与搏击，锻炼力量与技巧；而功法锻炼，则是为了提高人体的功能，增强抗病能力，及时恢复机体的各项正常生理功能。由于两者有相同的特点，习武术者大多会选择不同的功法进行锻炼，以壮体固本，更好地掌握拳术的架势和套路，在对抗中取胜。以养生防治疾病为目的的练功者，也会结合一些轻灵的拳术锻炼体质，更好地平衡躯体的功能，抵御疾病。练功和习武，常表现为你中有我、我中有你，但由于应用的目的不同、适用的对象不同，不能混为一谈。

本丛书所选择的功法内容，主要定格在具有养生和医疗（康复）作用的功法方面，如“八段锦”“易筋经”“六字诀”“五禽戏”“少林内功”“马王堆导引术”六类功法的应用与研究。同时将名为拳法的“太极拳”也纳入本丛书，因为“太极拳”在中华大地几百年的传承过程中，其主要作用表现为养生和医疗（康复），并在海外广为传播，久负盛名。

这套丛书所列的功法，以往已有大量的相关书籍出版（包括影像资料）。我们本次编撰的思路，则是着力于功法的养生、医疗（康复）作用的应用和研究。21 世纪以来，人类已经进入一个有望人人享有健康的时代。世界卫生组织在 1948 年对健康的定义是：“不仅没有疾病和虚弱，而是在躯体上、精神上、社会上处于完满的状态。”这种大健康的概念，把人既看作是生物的人，又看作是社会的人，即有思维活动和情感的人。维护健康、保持健康，在充分发挥医疗（康复）功效的同时，更需要发挥养生防病的积极作用。“中华功法应用与研究丛书”即具有这样的双重作用。

中国及海外学者，在演练、推广中国传统功法的过程中，不仅分别对呼吸、精神、肢体的作用做了大量的观察研究，而且对这三者相互的关系效应也作了观察和分析。在这一方面，本丛

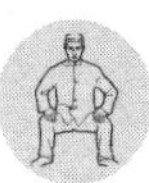

书的撰写者在各分卷中都有收集和展示。这不但能使一般的功法习练者，对他们习练的功法增进认识与理解；而且对临床及研究人员做深入探索也具有积极的意义。

本丛书能及时出版，既有赖于高田会长慧眼识珠，大力资助，使之玉汝于成，也是上海中医药大学、上海交通大学领导悉心组织、积极推进的结果，更是一大批优秀的传统功法研究人员与资深传承人倾心奉献的结果。在此，对他们的辛勤付出一并致以诚挚的谢意。

总主编　严隽陶

2021 年 2 月

Foreword

序　一

上海交通大学是我国历史最悠久的高校之一，也是一所非常国际化的综合性、研究型大学。在国际交往中，上海交通大学与日本著名的 SMC 株式会社本着友好合作原则，互相支持，彼此受益颇多。校企成功合作的关键人物是高田芳行先生，他是一位卓越的企业家。1959 年，高田芳行先生在日本东京创立 SMC 株式会社，并以卓越的管理能力使之跻身世界 500 强企业行列。高田先生同时是一位中日友好的使者，多年来对中国的教育事业给予积极支持，对上海交通大学教育事业的发展也给予了热心关注和大力支持。2014 年，高田先生获颁上海交通大学名誉博士学位。记得在当年 9 月的开学典礼上，已至耄耋之年的高田先生专程到交大参加仪式，他在致辞中借用“老骥伏枥，志在千里”表达了自己的心愿，并殷切希望交大学子努力成为一名博学多才、可以活跃在世界舞台上的有用人才。

高田先生对中华文化深为关注，对中医药养生、治病方式怀着浓厚兴趣。我校与上海中医药大学有着长期紧密的合作，包括对中国古代功法的动力学、运动学解析及生物学效应原理等的研究，高田先生高度认同理工与传统中医的多学科交叉研究。2013 年，为促进中医药学的发展，他为中医现代康复研究慷慨提供经费支持，委托上海中医药大学著名学者严隽陶教授领衔开

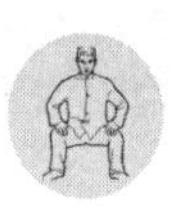

展了对中华传统功法的深入研究，同时有力推动了上海交通大学与上海中医药大学的医工结合合作研究。这套“中华功法应用与研究丛书”就是该项工作的一部分。在此，我代表上海交通大学向日本SMC株式会社高田先生对传播中华传统中医文化的大力支持致以崇高的敬意！并对上海中医药大学相关专家学者的悉心总结、详尽编撰表示衷心感谢！愿中华传统的养生与康复医学不断发扬光大。

是为序。

黄震

上海交通大学副校长

Foreword

序　二

近年来，在卫生医疗领域，以药物治疗为中心的医学模式受到环境、资源、经济、安全等诸多挑战，积极推进非药物治疗医学模式已成为共识。中医传统功法和推拿，也就是《黄帝内经》中讲的“导引”“按蹻”之术，以其悠久的历史、普遍的运用、鲜明的特色，在国际医学领域独树一帜，成为世界“手法治疗之宗”，并被广泛应用于养生、康复、治疗、预防等领域。针灸学走向世界的实践再次证明，人体的经络蕴含着能调节机体功能的巨大奥秘。易筋经、八段锦、五禽戏、太极拳、少林内功，看似不经意的拉伸与吐纳，即可使肢体与内脏共同构筑起生命的信息网络。与我们熟悉的药物治疗相比，它们显得如此的神奇和富有美感。因此加强对传统功法的深入挖掘和现代总结，是弘扬中医药文化、打造中国风格健康服务模式、提升中医药国际影响力的关键举措之一。作为与针灸同样具有非药物治疗标志性特色的推拿疗法，上海中医药大学早在 1956 年就率先建立了全国推拿现代教育机构——上海中医学院附属推拿学校。改革开放之后，上海中医药大学于 1982 年首先设置推拿学本科班，1985 年招收了全国首批推拿学硕士研究生，1997 年招收了首位推拿学博士研究生，2001 年首位推拿学博士后进站。通过 60 余年，尤其是近 30 年的持续探索，在国内率先构建了现代推拿人才培养体系，奠

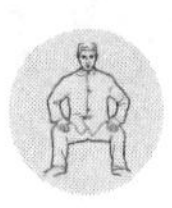

定了我国推拿学科专业建设的基本框架，形成了一系列有重大影响的教学成果和教学规范，实现了推拿学教育由传统走向现代的历史性转变。上海中医药大学还在国内率先建立了融合生物力学、神经生物学及人工智能为一体的多学科研究平台，研究与探索手法、功法效应的作用原理，对推拿研究的标准化、客观化发展起到了引领作用。这些成就，与本丛书总主编严隽陶先生的贡献是分不开的，他是新中国第一代推拿大家，也是一位推拿学现代化发展的开拓者和奠基人，是推拿界的“儒医”。

医学是科学，也是看待生命的一种艺术和智慧。中国传统功法关乎的是健康全过程，强调要既能够固护及鼓舞正气，又能阻断外邪引发的人体“内伤”。调身、调息、调神相结合，扶正祛邪，调整阴阳，动静结合，防治康护养与心身形神一以贯之，不但是中医天地人、精气神整体理念的集中体现，而且最能体现养生的主动性和对生命主体的尊重性，真正意义上把“人”和“自我体悟”放到了核心的位置上。

高田先生是国际气动装置领域著名企业 SMC 的创始人，多年来担任上海中医药大学的名誉教授，倾注一身心血于事业，九十多岁了还充满活力地奔波在事业一线，堪称壮心不已的典范，也是我十分敬重的长者。他对中国传统功法兴趣浓厚，这得益于他对针灸推拿的亲自体验。他大力支持中医药传播，对中华养生、医疗功法应用与研究给予了极大的关注与支持，并慷慨拨资专列项目，委托他的好友严隽陶先生领衔深入开展对中华传统疗法和康复养生思想的研究。这一份情怀，令人感动。其中也让我们体会到，中医功法之核心不光是形体的一举一动，而是“神能驭形”，要把自己的“心”也融入其中，才能在真正意义上达到气血调畅、以致中和、延年益寿之效，功法之妙似也寄于此。

孟子曰：“孔子，圣之时者也。孔子之谓集大成。集大成也者，金声而玉振之也。”此功法大集的出版，正逢其时，正应此言，也融入了编者的智慧和付出。中国国家主席习近平在《求是》杂志上发表的重要文章《构建起强大的公共卫生体系，为维护人民健康提供有力保障》中指出，要“加强古典医籍精华的梳理和挖掘”，要“既用好现代评价手段，也要充分尊重几千年的经验，说明白、讲清楚中医药的疗效”。这为我们加大对中医古籍和经典理论的挖掘以及进行现代学术研究提供了新的指南。我们当以更高的站位、更强的使命担当，用更大的自信、更开放创新的思维，解决我国推拿学科在国际主流医学中显示度仍然不高的问题，同时把功法传承作为探究生命奥秘和未知的一把钥匙，对接“健康中国”和中医药健康服务发展战略，以“国际水平、中国风格、中医特色”为主线，有力拓宽“传承精华、守正创新”的实践之路，让中医之光造福人类健康命运共同体。

谨以此序，权作学习心得！

胡鸿毅
上海市卫生健康委员会副主任
上海市中医药管理局副局长
上海市中医药学会会长
2020 年 10 月

Preface

前　言

在浩瀚的中华医学宝库中，功法作为一颗璀璨的明珠，承载着悠久的历史和深厚的文化底蕴。这些功法不仅融合了中医理论、武术精髓和道家哲学，还蕴含着丰富的养生智慧和防病治病的方法。少林内功作为其中的佼佼者，更是以其独特的魅力，吸引了无数养生爱好者的目光。

《少林内功应用与研究》作为中华功法应用与研究丛书的重要组成部分，旨在深入挖掘和传承少林内功的精髓，探讨其在现代社会的应用价值和科学机制。本书的编撰，得到了众多专家学者的鼎力支持和无私奉献，他们凭借深厚的学术功底和丰富的实践经验，为本书的诞生倾注了心血和智慧。

本书的编委为图书的编撰提供了有力的支持和保障。在他们的共同努力下，本书不仅涵盖了少林内功的释义、渊源、传承、功法特点等基础内容，还深入探讨了少林内功对运动系统、呼吸系统、循环系统、消化系统、神经系统及人体代谢的影响，并详细介绍了少林内功的主要套路、临床应用和调节心理状态等方面的内容。

本书的出版，不仅是对中华功法的一次重要传承和发扬，还是对少林内功现代研究和应用的一次全面总结和展望。它不仅

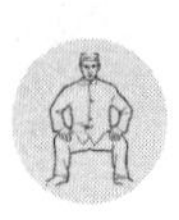

可以为养生爱好者提供一份宝贵的指南，还可以为医学研究者提供一份重要的参考。我们相信，随着本书的广泛传播和深入应用，少林内功这一古老的养生智慧将在现代社会焕发出更加璀璨的光芒。

最后，我们要衷心感谢所有为本书编撰付出辛勤努力的专家学者们，以及上海交通大学出版社的同仁们。正是有了他们的鼎力支持和无私奉献，本书才得以顺利出版。同时，我们也期待广大读者能够从中受益，共同推动中华功法的发展和传承。

愿本书成为连接古今、沟通中外的桥梁，让少林内功这一中华功法的瑰宝在更广阔的舞台上绽放光彩！

Contents

目　　录

第一章

导　　论

第一节　少林内功释义、渊源和传承

一、少林内功名称释义

少林内功是内功推拿流派的核心功法，其起源可追溯至武术家强身健体的传统训练。此功法历经数代传承，始终保持其魅力。至清末，当李树嘉于山东继承并发扬光大此技时，少林内功开始被内功推拿流派所采纳，进而演变成为一种独特的内功推拿疗法，旨在通过内外兼修的方式，达到治疗疾病的目的。经过长期的发展与完善，少林内功已形成一套独特的练功体系，其核心在于“静力性”下肢裆势练习，并辅以相应的上肢动作。少林内功在中医院校的推拿练功教学中占据重要地位，被视为培养学生推拿技能的主要功法之一。

“少林”一词与著名的少林寺紧密相连。据传说，少林内功是由少林武术动作所衍化而来，逐渐演变成为少林派功夫的基本功法之一。其以站裆势为基础功，特别注重腰腿（根基）的稳固和上肢运动的锻炼，以达到强健身体的目的。目前，少林内功有两种不同的解释。广义上的少林内功，通常指少林寺僧人所练的内功，包括易筋经、洗髓经等一系列以内功为主的功法、功夫。少林寺作为禅宗的发源地，在国内外享有崇高的声誉，因此，

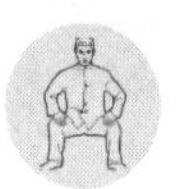

广义的少林内功更为大众所熟知。金倜生所著的《少林内功秘传·序》中提及："易筋经为少林武术祖师达摩禅师所传授，分内外两经。内经主柔，以静坐运气为事；至于外经，则主刚，以强筋练力为事；法偏重于上肢，实为练力运气、舒展筋脉之妙法。每日勤行四五次，百日之后，则食量增加、筋骨舒畅、百病不生。"此段描述与当前内功推拿流派的少林内功颇有几分相似，揭示了两者的共通之处和深厚的历史渊源。狭义的少林内功特指中医院校所讲授的内功推拿之少林内功。这一功法原本是武术中的强身健体基本功，经过历史的演变和发展，现已形成一种独特的推拿功法，既适合推拿医师练习，又适用于患者自我锻炼。作为推拿医师的基本功，内功推拿之少林内功主要通过上肢姿势与基本裆势锻炼的结合，重点锻炼两下肢的稳固性和上肢的灵活性。此外，它还具有外功的特点，包括"棒击"和"练力"等锻炼方式。少林内功的锻炼方法与众不同，它并不强调吐纳和意念的集中，而是注重以力贯气，即"练气不见气，以力带气，气贯四肢"。在锻炼过程中，要求上、下肢及腰背充分发力，特别是下肢，需用足力气，脚尖内收，五趾紧抓地面，足跟稳定踏实，下肢保持挺直，两股用力外旋夹紧，同时躯干需保持挺拔，挺胸收腹，下颌微收。

（一）内功

"内功"一词在清代初年已有文献记载，其中较早阐述内功的专著为清顺治年间王南溪所注释的《内功四经》。该书分为四篇，即内功经、纳卦经、神运经和地龙经。内功经主要论述脉络、格式等理法及真气的运行，而其他三经则以内功经为基础，分别探讨劲、神、身的练习方法。这些内功练习皆以"气"为核心，旨在使气在体内通畅条达，气血充盈，从而达到预防疾病的效果。在乾隆年间，由徐文弼所著的《寿世传真》(1775 年)对内功已经

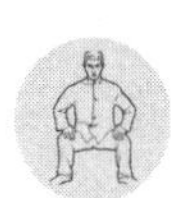

有了明确阐述，是指调和气息和小周天功法，多以静坐、风视、叩齿、鼓漱等较静态的方式进行。此外，江苏吴县人潘霨于咸丰八年(1858 年)刊印的《卫生要术》、周述官于光绪二十一年(1895 年)编撰的《增演易筋洗髓内功图说》、席裕康于民国八年(1919 年)编写的《内外功图说辑要》等书籍中也有所阐述。在《增演易筋洗髓内功图说》中也有"内导引者，内功也""外运行者，外功也"的表述。其内功的内容有炼元丹说、返归说、运气说、任督二脉图说、通关诀、坐式内功图式等。有些功法虽强调"呼吸存想"，如祛病延年二十势、八段锦、易筋经、延年九转法等，但不能完全归于静态功法，也属于养生内功的范畴之内。

《少林武功医宗秘笈》提到内功属于基本功类别之一，为治脏强身之关键，以静心敛气为主。通调五脏与三焦，六字治脏法练之。六字者，即呵、嘘、呼、呬、吹、嘻，每日子午前后，念此六字，可祛五脏之病，强壮身体。在少林排打功中要求以内功为基础，讲求"心与意合，意与气合，气与力合"。少林掌指功也提到了内功法，以站桩结合上肢动作(马步抓拳、双撞掌)练习，并配合呼吸吐纳。但书中并未见到有专属的少林内功之名。内功推拿流派中的推拿功法少林内功，则是讲求突出"气"的功能和力的作用，通过下肢裆势与上肢动作结合，发力缓慢持续，锻炼时要求下肢"霸力"，所谓"练气不见气，以力带气，气贯四肢"，能够通调气血、外荣四肢、内灌五脏、扶正固本。

经过深入研究与分析，可以得出结论，从名称上来看，"少林内功"应当是在清代开始被提及和使用的。少林内功，作为一种广义的概念，主要聚焦于治脏强身与静心敛气，其核心练习方法包括六字治脏法、站桩及一系列特定的动作。尽管与内功推拿流派的少林内功在功法内容上存在显著差异，但两者在练习方法上却展现出一定的相似性。这一发现为我们更深入地理解少

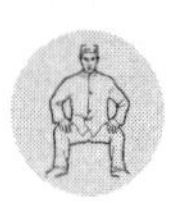

林内功的历史演变及其在不同流派中的应用提供了重要线索。

（二）武术内功

少林武功虽说名扬天下，但终究属于中华武术范畴之内。在清代，已有大量的武术门派开始研习内功。而这种内功，统称为“武术内功”。

武术内功在清初时期发展较快，多称为“坐功运气”。因我国武术门派众多，所以在“内功”的内容上，也是颇为丰富的。在清朝时期，我国民间武术结社非常多，聚集了大量的民间武术家，因此在当时盛行武术内功。如乾隆年间，河南倡教首领张百禄教习八卦拳、棒，同时又授运气法。河南遂平人张成章“即拜张百禄为师，学拳运气”。嘉庆年间，山东曹州府（菏泽）一带离卦教首张景文“会运气，义会拳棒”，“同教中有仅念咒运气，学习拳棒者”。山东菏泽一带离卦头目李荣传习拳棒，并令徒众“每日坐功运气”。再如乾隆年间的唐阶元会武术，又“能运气，运气处，有硬块坟起，如桃核，刀石不能伤”。甘凤池不但拳勇过人，而且“又善导引术”，并能以此给他人治病。可见武术家所练之内功不仅有静态坐功，还有肢体运动结合呼吸动功、硬气功等。其内功的练习形式也随武术门派的不同而有变化。如《六合拳谱》内容之一，即为“易筋经贯气诀”，其六合之一，即为“气与力合”。清乾隆时期苌乃周所作《苌氏武技书》也提到“炼形以合外，炼气以实内”。于1881年重刻的《内功图说》是由王祖源等人于咸丰四年（1854年）在少林寺得到的内功图和枪棒谱而来。该书除外功诀外，还有调息结合肢体运动的动功，两者互为表里，故称“内功”。

姜容樵所著《形意母拳》中，“内功”专立为一章，称其师张兆东“先习内功不辍”。从其所列十七图式及文述看，是站立姿势上的吐纳结合肢体运动及按摩的方式。张庆霖《练气行功秘诀

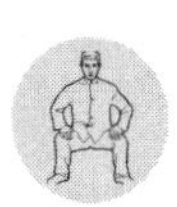

内外篇》称"习武者，必习内功""内功第一，是打坐养气"，其所附图为调息静坐功法图，这都是武术与内功分而行之的例子。章乃器所著的《科学的内功拳》，将形意拳、太极拳、八卦掌、意拳等统称为内功拳。他认为："道教炼气的一派，他们静坐时的状态，是和内功拳家的基础状态一致的。"可见作者是从练拳时那种动中求静，宽胸实腹，以意行气，注重"内脏的坚实和舒适"的角度来称谓"内功拳"的。可认为内功拳是武术与内功结合的一个产物。李经梧、张天戈合著的《太极内功》，是把操练方法分为三类：静练式（卧式、靠式和站式的静练功法）、动练式（站式和带功式）、活练式（以意行气，气贯全身，带功演练整套太极拳）可见武术内功的练习方式，是不局限于静态的。

（三）推拿功法少林内功

民国时期，1927 年在南京韩家港成立的"南京中央武术研究馆"，时隔一年更名为"中央国术馆"，成为当时全国武术界最有影响力和高手云集的地方，这也是我国第一个全国性的官方武术研究机构。张之江担任馆长，冯玉祥担任名誉馆长，其职责是开展武术的研究、教学及武术传播，对全国武术进行管理。

中央国术馆对全国武术拳种进行了统计。初期分类中，设少林、武当两大类门派，武当门中包含太极、八卦、形意，其余拳种统称为少林门或少林拳。而查拳和弹腿归属于少林门，门长是查拳武术名家王子平，在全国第二期武术培训所设定的正科内容包括十二路谭腿、十路弹腿、四路查拳。从史料中不难看出，在民国时期，武术在门派拳术的称谓上有所统一概括。

在李氏查拳入门功法中还有双人练功法"拍打靠"，是查拳名家李恩聚先生所传。由拍打胸腹、撞胸、靠肩、胯打所组成。在练习过程中要求气贯注于拍打部位和用力部位，绝不可泄气放松。这与少林内功中的双人锻炼法"八走势"极为相似。

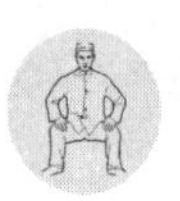

经内功推拿流派张文才和周信文口述，内功推拿医师不仅练习少林内功，还练习十路弹腿、查拳与器械。内功推拿功法少林内功与李氏查拳有着深切的联系，根据相关史料记载，推拿功法少林内功中的“少林”，应是查拳在当时所归属门派的简称。

在清末时期，并无“内功推拿”之名。“内功推拿”最早见于1987年由丁季峰主编的《中国医学百科全书·推拿学》书中条目，早在20世纪40年代，内功推拿已享誉上海，曾称为“古法推拿”。1958年，上海中医学院附属推拿学校正式引入了内功推拿，代表人物马万龙、李锡九分别于1958年和1959年受聘于上海推拿学校任教，并在上海市推拿门诊部第三诊室开展临床治疗。1960年，内功推拿功法——少林内功被列入上海中医学院附属推拿学校主编的《推拿学》中，后被编入上海中医学院试用教材《中医推拿学讲义》。1963年，第一本《少林内功》教材由上海推拿学校印刷。正式确立“内功推拿”为独立流派是在1979年全国推拿学术经验交流会上。1987年，内功推拿流派被收录在《中华推拿医学志——手法源流》中。至此，内功推拿流派及推拿功法——少林内功已成为全国中医院校针灸推拿专业教材中不可或缺的内容。

“内功”主要是“内练一口气”，也包括精神、意念和呼吸的修炼。练气讲究呼吸吐纳，多用腹式呼吸法，强调精神集中，通过循序渐进的锻炼，达到扶正祛邪的目的。上肢在进行各种锻炼时，要求凝劲于肩、臂、肘、腕、指，呼吸自然，与动作协调。练习时，力达四肢腰背，气随力行，注于经脉，使气血循行畅通，荣灌四肢九窍、五脏六腑，以至阴阳平复，气血充盈，而能强身健体，扶正祛邪。少林内功锻炼时，还必须注意呼吸自然，不能屏气，即所谓“外紧内松”。运动时，要做到刚中有柔，刚柔相济。实践证明，少林内功能够增强肌肉力量，促进新陈代谢，具有改善血液循环、提高免疫水平等作用，从根本上提高机体的整体素质。与“内功”相对应的是“外功”，注重“外练筋骨皮”，是锻炼外在筋骨、皮肉的功夫。武术中的外功指习武者经过专门的系统训练，使身体的筋骨具有较强的抗击打能力从而达到外壮的效果，锻炼方式上有排打、棒击等方法。养生功法中的外功，主要是以肢体导引、按摩为主的动功。

在古代，佛家、道家和养生家的静功和各种调息功夫在内的内功，一般都在极少数人中私下传授。20 世纪 50 年代以来，“内功”在辅助医疗方面得到了普遍应用。少林内功等传统导引功法作为中国传统祛病健身方法，为中华民族的健康事业做出了不可磨灭的贡献。坚持练习少林内功能够增强体质，减少疾病的发生。现代社会的人群体力、脑力长期处于高消耗状态，严重威胁健康，少林内功作为传统健身锻炼方法，无疑可发挥重要作用。

本书主要介绍内功推拿之少林内功，内容主要分为基本裆势、姿势锻炼法、双人锻炼法三个部分，包含 10 个基本裆势、19 个姿势锻炼法和 5 个双人锻炼法。少林内功各基本裆势和各姿势锻炼法既可单独锻炼，又可成套锻炼。体质较差者或初练者可先单势锻炼，体力增强或动作熟练后再成套锻炼。单独锻炼时每个动作应重复 10 次左右；成套锻炼时，每个动作应重复 3～5 次，可根据自身体质的具体情况进行适当调整。

少林内功虽然属于内功，但也兼有外功特点。少林内功以上肢姿势结合下肢裆势锻炼，可使周身筋骨强健、气血充实、脏腑调和、阴阳平衡、力量陡增，不仅可用于针灸推拿学专业学生及推拿医师自我锻炼以提高其身体素质和专业能力，还可用于指导患者练功培正，促进疾病恢复。该功法套路简单易学，无须特殊练功条件，易推广应用，对提高全民健康水平具有十分重要

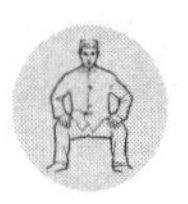

的意义。

二、少林内功历史渊源

少林内功是内功推拿中重要的组成部分，因其冠以“少林”二字，故常被认为该功法出自河南嵩山少林武功。少林寺是少林武功的起源地，少林武功是由少林寺的僧人整合全国各地的各类武技功法和训练方式的总称。少林寺也享有“禅宗祖庭”及“武中道场”的美誉。然经查，1991 年德虔所编《少林武术大全》及 2007 年冯永臣、王跃进、释永信等编著的《少林功夫》等少林武术专著中，并没有少林内功推拿功法的相关内容。有学者通过研究表明，推拿功法少林内功并不见于近年问世的少林武功医宗典籍等著作。目前尚无足够证据表明，推拿功法少林内功源自少林武功，是否为托名，仍待进一步考证。

查拳是我国传统武术中优秀拳种之一，起源于山东省，也是回族武术中的典型代表拳术。内功推拿流派中早期的代表性人物大多也是回族人士。商务印书馆出版的《中国古代武术》中记载，清代郝遇才所著的书中表明查拳曾在北方地区的少数民族中流行。查拳在清代乾隆年间形成了三大流派，分别是以山东地域区分的冠县张氏查拳、杨氏查拳和任城的李氏查拳。约在清代光绪十五年(1889 年)以后，三派查拳在武术界中远近闻名。其中山东济宁李氏查拳自李琪瑞、李保太、李振基(树嘉)、李恩聚、李龙彪至今已传承到第七代。仅在明清时期，济宁有据可考的李氏查拳武师就有“铁腿李半天”“飞腿文注义”“神腿李树喜”“金刚腿马万启”“驱镰子腿禹景山”等。

李氏查拳经过几百年的演化形成了一套完整的技术体系，查、滑、炮、洪、腿(弹腿)等多个套路并集于一体，同时还有器械、徒手与器械对练及技击训练等。李氏查拳有着典型的风格，拳

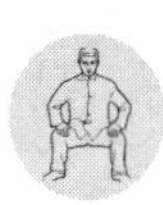

谚中有“一动无不动，一静无不静，动静相宜”之说，行拳走势要做到“行拳有人若无人，施法无人若有人”“蝇虫钻耳而不动，毒蛇缠身而不惊”“全神贯注，意、气、力合一”。对动作势法要求“意气如树之根茎，动作如树之枝叶，不求本仅求表，则艺浅亦枯”。李氏查拳功夫分为三乘进阶：初级阶段站桩活气，中级阶段打桩增力，高级阶段行手练法。初级阶段站桩活气又分站立体桩和站马步桩两种，中级阶段打桩增力又分为静功、动功，高级阶段行手练法分为活手功、活腿功、操行手、打散手等。这与少林内功中的裆势锻炼要求力从脚下起、讲求“霸力”是一致的，并且与李氏查拳的站桩活气功和打桩增力功的练习方法和要求高度吻合。

李树嘉为李氏查拳代表性人物，原名李振基(1834—1909)，字树嘉，以字行，山东济宁人。李树嘉出生于武术世家，精通李氏查拳，咸丰九年(1859年)入朝为官，在抗击英法联军时被册封为粮草先锋官，被内功推拿流派尊为创始人。

马万起(启)(1884—1941)，山东济宁人，师承李树嘉，身怀李氏查拳、弹腿绝技，人称“金刚腿”。擅推拿治疗，20世纪二三十年代以拳术和推拿医术享誉上海。1919年在上海中华拳术研究会表演国技，“马万起则使人用墙砖猛击头部、腿部，砖无不粉碎而各部全无伤损”。可见其习硬气功之造诣。

马万龙(隆)(1903—1969)，山东济宁人，1930年初即任上海市国术馆教师，善气功推拿，传习少林拳械。1958年受聘于上海推拿学校及推拿门诊部。

内功推拿流派的代表性人物，在地方文史资料中均是李氏查拳名师，同为山东济宁人士。少林内功的内容与锻炼要求与李氏查拳的初级、中级内容和练功要求高度吻合，可见少林内功与李氏查拳有密切联系。少林内功很可能源自李氏查拳的基本

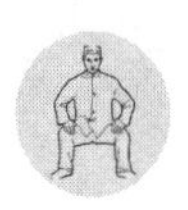

强身功法。

三、少林内功流派传承

少林内功创始人李树嘉，出生于武术世家，9 岁随父习武，精通祖传查拳。李树嘉祖父李琪瑞（1761—1846），清乾隆年间为朝中护卫，创编了多种李氏查拳独有套路，丰富了李氏查拳的“五形”之说。李树嘉的侄子李恩聚（1859—1932），字会亭（汇亭），清朝光绪三年曾被河标营录为营官。1909 年霍元甲在上海创建精武体操学校，亲聘李恩聚在上海精武体育会任教，曾在 1928 年中央国术馆全国国考中被授予“勇士”称号。李思聚的弟子有朱玉萍、蔡桂勤、李瑞彪、赵德宝、朱庆林、李广太、王体智、沙忠义、杨茂春等。

第二代传人是马万起，回族，山东济宁人。马万起身材魁梧，性格爽朗，武术界人称“金刚腿”。1915 年，马万起从山东济宁迁居上海，最初在上海跑马场驯马谋生，随后以教拳兼行医为业，再后专注内功推拿行医并授徒。马万起在 20 世纪二三十年代以拳术和推拿医术享誉上海。与其他推拿流派不同，内功推拿治疗疾病以指导患者锻炼少林内功为主。故当时医者与患者之间以师徒相待，患者称医生为“老师”，医生视患者为“门生”，但“老师”只是给一般的“门生”教授适合治疗其自身疾病的功法，并不把内功推拿系统地传授给“门生”。因此马万起在上海 20 余年，尽管手下门生众多，但真正能传其衣钵者，仅有马万龙、李锡九二人。

第三代传人是马万龙和李锡九。马万龙，回族，自幼丧父，12 岁迁居上海。13 岁随兄马万起学武，擅长武术与少林内功推拿，练就一身好武术，有“拳王”之称，掌握了一整套独特的内功推拿理论和治疗方法，擅长治疗虚劳杂病，如肺气肿、支气管哮

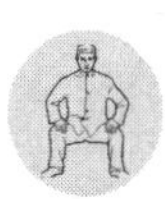

喘、肺结核、失眠、月经不调、胃脘痛等诸内科、妇科虚证。1958年经人介绍担任上海中医学院附属推拿学校教师，并任上海市推拿门诊部医师和推拿临床带教老师，培养了俞大方、曹仁发、张克俭、肖文贵等学生，为内功推拿的发展和传承做出了重要贡献。

李锡九(1904—1994)，北京昌平人，回族。1924年，李锡九在沪因患肺结核和神经衰弱，每天吃不下饭，咯血不止，体弱无力，夏天还要穿棉衣。经马万起医治半年后痊愈，遂拜其为师，学习少林内功及内功推拿13年，不仅练就了一身好功夫，还在医疗实践中对原有的医术和手法应用有所发展。1937年以“古法推拿”开业于现淮海中路315弄42号寓所。1942年，上海染布业著名实业家尤惠民在赠李锡九的山水立轴中题词，称李锡九“精古法推拿，兼擅教练行气内视”，李锡九还曾为于右任、黄金荣、郭沫若、秦伯未、贺绿汀等名流推拿治疗，得到了许多名家的称赞。后受聘上海市中医推拿门诊部，又转入上海中医学院附属岳阳医院推拿科，至副主任医师，培养了张文才、陈忠良、李启文、李启明、周信文、周德明等学生，为内功推拿的发展和传承做出了重要贡献。

第四代传人有马德峰、张克俭、肖文贵、曹仁发、俞大方、张文才、陈忠良、李启文、周信文、李启明、周德明等。其中马德峰、张克俭、肖文贵、曹仁发、俞大方师从马万龙；张文才、陈忠良、李启文、李启明、周信文、周德明师从李锡九。

马德峰(？—1967)，马万龙子，内功推拿得自家传，中医内科拜师于沪上名医严二陵，曾任职于上海市推拿门诊部和上海中医学院附属推拿学校推拿教研室，为内功推拿的传承做出一定贡献。

张克俭(1929—2006)，1929年12月出生于上海市。1959

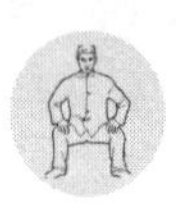

年10月毕业于上海中医学院附属推拿学校，是该校首届毕业生。内功推拿师从马万龙，擅长推拿治疗中医内、妇、儿和骨伤科疾病，尤其擅长内功推拿。曾受卫生部委托为上海中医学院举办的全国推拿师资班和全国康复医学师资班授课，多次应邀为来华访问的多国总统、国家元首等治病，并应邀赴新加坡、法国、荷兰、意大利等国家进行讲学。曾任江苏省委门诊部推拿医师，南京中医药大学门诊部推拿科、南京中医药大学第二临床医学院推拿科副主任医师，江苏省中医学会推拿委员会副主任委员、张克俭脊椎矫正研究会会长。张克俭是1959年全国第一本《中医推拿学》教材的编者之一，还参与编写《少林内功》《易筋经》等推拿学校教材。

肖文贵（1929—2007），1929年8月18日出生于江苏，1959年毕业于上海中医学院附属推拿学校，内功推拿师从马万龙。曾任职于上海市推拿门诊部和岳阳医院推拿科。内功推拿论文有《棒击法在推拿临床中的应用》（山东中医杂志，1983年）、《内功推拿治疗内伤杂病经验》（上海中医杂志，1988年）。

曹仁发（1931—2020），1931年1月出生于浙江宁波柴桥。1959年毕业于上海中医学院附属推拿学校，是该校首届毕业生，毕业后留校工作。先后师从一指禅推拿传人钱福卿和内功推拿传人马万龙，擅长一指禅推拿和内功推拿。曾任中华中医药学会推拿分会第一届主任委员、上海市中医药学会理事、上海中医学院附属推拿学校推拿教研室副教授和岳阳医院推拿科主任医师、曹仁发上海市名中医学术经验研究工作室导师。曾参与编写多部推拿学相关教材，是《中医推拿学》主要编写者之一（1985年），主编《推拿手法学》（1987年）、《中医推拿学》（1992年）、《推拿功法与治病》（1992年）、《中医推拿临床手册》（1996年）、《中医推拿学》（2003年）等多部著作，任《中国医学百科全书·推拿学》副主编(1987年)。

俞大方(1938—1999),1938年1月10日出生于上海。1961年毕业于上海中医学院附属推拿学校,随后在上海中医学院附属推拿门诊部工作。1963年开始于上海中医学院附属推拿学校任教内功推拿,师从马万龙,曾任上海中医学院针灸推拿系副主任兼推拿教研室主任、上海市推拿学会副主任委员兼秘书长、上海市人体软组织研究会副主任委员等职,为高等中医药院校五版教材《推拿学》主编(1985年),《中医推拿学》主要编写者之一(1985年),参与编写《中国医学百科全书·推拿学》(1987年),1985年去美国工作,1999年3月病逝于上海第二医科大学附属瑞金医院。

张文才(1940—2022),江苏盐城人。1961年毕业于上海中医学院附属推拿学校,内功推拿师从李锡九,曾任岳阳医院推拿科副主任医师、内妇推拿科主任。曾任《推拿治疗学》副主编(1988)。

陈忠良(1940—2009),1940年3月3日出生于江苏淮安。1962年毕业于上海中医学院附属推拿学校,内功推拿师从李锡九。曾任职于上海市推拿门诊部,曾任岳阳医院推拿科主任、上海中医学院推拿教研室副教授。为内功推拿的发展做出了重要贡献,主编《推拿治疗学》(1988年)、《家庭内妇科百病推拿图解》(1996年)、《家庭儿科百病推拿图解》(1996年)、《家庭伤骨科百病推拿图解》(1997年)、《家庭夫妻保健推拿图解》(1997年)等著作。

李启文(1944至今),李锡九长子,内功推拿师从李锡九。1962年毕业于上海中医学院附属推拿学校,曾任职于上海市推拿门诊部、岳阳医院推拿科、上海中医学院推拿教研室,副主任医师、副教授。发表论文《推拿老中医李锡九的少林内功锻炼方

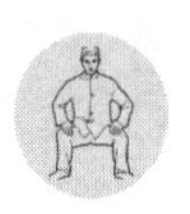

法》等。

李启明(1946至今),李锡九次子,自幼随父练习少林内功。1995年应邀赴日本进行指导,在国外工作多年。

周信文(1944至今),1966年毕业于上海中医学院推拿专科学校,同年分配至上海中医学院附属中医推拿门诊部(原上海市推拿门诊部)。曾任上海中医药大学针推学院推拿教研室主任,全国推拿学会手法功法专业委员会主任委员。擅长用手法治疗颈腰部疼痛、老年性腰腿病、腰椎间盘突出、颈椎病、慢性骨关节炎、各种急慢性软组织损伤,以及小儿消化不良、胃肠功能性疾病等。长期从事推拿教学、科研和医疗工作,曾获推拿功法教学二等奖、推拿手法优秀教材二等奖。主编《推拿手法学》《推拿功法学》等具有影响力的教材。为少林内功的教学以及内功推拿的教学与临床治疗做出了突出的贡献。

周德明(1951至今),1975年毕业于上海中医学院医疗系。1976年10月调入上海中医学院附属岳阳医院推拿科工作,师从李锡九,具有丰富的临床经验,擅长治疗各种颈腰部疾病,如腰椎间盘突出症、腰椎滑脱,以及慢性结肠炎等。

目前内功推拿或少林内功的专著较少。大部分推拿教材和著作均单独列章、节编入了内功推拿或少林内功的内容。1959年1月,上海推拿学校整理编写的《中医推拿学》等教材将内功推拿治疗肺痨和肺胀列入其中。1959年,上海中医学院附属推拿医士学校编写的《中医推拿学》中推拿功法仅有易筋经,尚无少林内功。1960年,上海中医学院附属推拿学校编写的《推拿学》和1961年上海中医学院编写的中医学院试用教材《中医推拿学讲义》已经纳入了少林内功锻炼方法。1963年,上海中医学院附属推拿学校又编写了《少林内功》,作为推拿练功课程的专用教材。

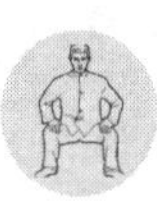

第二节 少林内功的功法特点

一、少林内功的技术特点

少林内功与一般的静坐类、导引类功法不同，它要求练功者在练功时呼吸自如，四肢特别是手脚要用足力量，做到“练气不见气”，以力带气，气贯四肢。在练功时，强调下实上虚，着重锻炼两下肢的“霸力”和上肢的“内劲”。要求上身正直，下肢稳重，足跟踏实，五趾抓地，站如松树，稳而牢固。上肢在进行各种姿势锻炼时，要求凝劲于肩、肘、腕、指。呼吸自然，与上肢动作相协调，达到“外紧内松”。练功时要求力达四肢腰背，气随力行，注于经脉，使气血循行畅通，濡养四肢百骸和五脏六腑，增强内功。

少林内功的要领：蓄劲指端，以力贯气；下肢霸力，气贯四肢；出声发力，外紧内松；呼吸自然，意念集中。上肢动作练习时，可采用“嘿”字出声，配合指掌发力。出声发力要求声音短促，丹田运气，气声浑厚。

少林内功动作明确、锻炼全面、针对性很强。徒手练功中，首先强调步形、裆势，要求通过下肢各种屈曲、起伏动作，使下肢肌肉、韧带、腹肌、腰肌、背肌等都得到全面的锻炼。长期练习可使下肢肌肉结实，力量大增，还有许多动作都是以手掌的动作为基础，掌从胁肋下擦推而出，徐徐有力，两手起落多有螺旋翻转，使前臂肌肉产生一个拧转裹抱的过程，形成拧劲、争劲、螺旋劲等，通过各部肌肉的伸展收缩，相互争衡，可使指掌、上肢肌肉得到更大的锻炼。

少林内功动静结合、意气相随。少林内功中动功与静功密

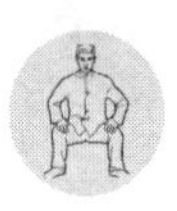

切结合，在动态练习时要“动中求静”，即在进行练功动作的同时，要求呼吸自然、全神贯注、保持精神的宁静。在保持固定姿势时要求“静中有动”，即在体表安静的状态下，保持气息运动的和谐。所以，少林内功不仅具有外练筋骨皮的作用，还有内练精气神的功效。

二、少林内功的功效特点

强身健体筑根基，修炼神意养精神；充沛气血通经络，内劲充盈展雄风。推拿练功通过调身、调息、调心，达到内外兼修、强身健体修身、充沛气血内劲的效果。推拿练功有形神双修的功效，使推拿医师具备充足的体力、良好的精神状态。通过推拿练功，可使推拿医师气血旺盛、经筋脉络畅通，可始终保持“阴平阳秘”的最佳工作状态。长期推拿练功，也可以使推拿医师增强内功，逐步产生内劲，进而有效发挥推拿手法效应。

医术精湛融修炼，练中有医显奇效；结合功法增疗效，相辅相成病自消。古人云：上工治未病，下工治已病。正是按照这一说法，推拿临床工作中，不但重视疾病的治疗，而且更注意预防疾病的发生和发展，尤其是在传统练功中亦有着很好的体现。其中一些动作很适合患者练习，有利于消除疾病，是一种扶正祛邪和调动患者积极性的好方法。如“前推八匹马”“倒拉九头牛”等动作，两手自胁肋两侧向前推出，使气血行于中焦，故能健脾和胃，促进胃肠功能，使摄纳增加，化生有源，气血充沛。

推拿技艺日精进，手法纯熟护健康；预防疾病筑防线，职业病痛无处藏。推拿手法的功力、技巧是疗效差异的关键，良好的手法必须是“均匀、柔和、持久、有力”的，这就需要推拿医生有一定的指力、臂力、腰腿力等身体的整体力量和手法所规定的手形、步形，推拿是一种脑力和体力相结合的劳动，因此，推拿医师

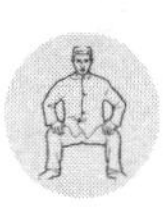

具备良好心理素质的同时，还必须具备良好的身体素质。推拿练功为推拿医师具备上述条件打下了基础。推拿练功强调练习肢体姿势与动作。学习有序的呼吸方法和有益的情志控制力，从中培养推拿实践中规范的步法、身法、手法和眼法，达到四法合一的境界，进而充分协调发挥推拿医师身体各部功能，提高推拿操作功效，有效预防推拿职业性疾病。少林内功的下肢裆势练习，使推拿医师下盘稳固灵活、步法协调，关节筋肉柔顺，能够胜任长时间的不同操作体姿，上肢动作练习使推拿医师手部内气充实，运劲自如，长期均匀节律的呼吸法和意念控制的学习，可以让推拿医师呼吸功能流畅，操作中气、意、劲协同地发挥到最佳操作模式。

三、少林内功的文化特点

（1）武医合一。与大多数功法锻炼不同，少林内功起源于武术锻炼，最终逐渐向一种医学治疗方法转化，即“起于武，成于医”。习练少林内功可使身体强健，筋骨坚实，气血充实，脏腑调和，阴阳平衡，力量陡增。起初少林内功作为一种武术和功法，流传于我国山东、河南一带的农村。尽管当前仍未考证出其明确的起源地，但少林说、达摩说、查拳说这三种主要的传说表明少林内功与武术锻炼密切相关。经过几代人的调整，少林内功逐渐从武术锻炼的基本功成为适合患者强身健体的一种具有治疗性质的功法。在长期的医疗实践中，少林内功从单纯的功法锻炼，逐渐融合手法、膏摩、热敷、熏蒸等方法技术，以中医营卫气血理论为指导，继承发展中医学的整体观念，最终形成了特征鲜明的推拿流派。

（2）三调合一。功法锻炼强调调身、调心、调息，少林内功锻炼也与三调密切相关。少林内功由基本裆势和姿势锻炼组成，

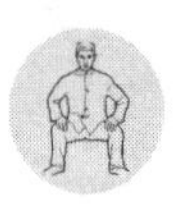

同时也可进行双人锻炼，通过这些锻炼姿势能够调整身体状态即调身。在锻炼时少林内功要求习练者呼吸自如，配合四指发力，做到“练气不见气”，同时习练者要全神贯注，保持精神宁静，即调息与调心。三调合一既是少林内功习练的基本要求，也是习练者应该达到的习练境界。

(3) 动静结合。少林内功锻炼动功与静功紧密结合，在动态训练时要求呼吸与精神的调整宁静，力求动中求静，而在保持固定姿势时又要求保持气息运动的和谐，即静中有动。少林内功的锻炼要求体现了其动静结合、内外兼修的功法特色，外在肢体的动或静与气息心神动静状态二者有机结合在一起，这与中医学中阴阳辩证、对立统一的理论思想密切相关。

(4) 活态传承。少林内功的传承不仅存在于文献著作之中，还通过一代代传人以“活态档案”的形式传承至今。少林内功传承至今已逾数代传人，传承方式上从刚开始的以师带徒形式逐渐发展到开设培训班、建立专门学校等现代教育形式；传承方法也从以往的口传身授形式逐渐发展到借助现代音视频技术或虚拟现实科技。这种活态传承在保持少林内功传统特色的同时也增强了便捷性，并扩大了少林内功的传播影响力，实现了传统与现代的共生。

第三节　少林内功现代研究述评

一、少林内功对呼吸系统影响的研究

(一) 少林内功对呼吸系统影响的临床研究

“调息”，亦称为呼吸锻炼，是功法练习中不可或缺的核心环

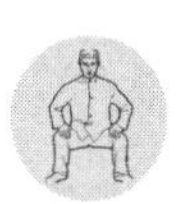

节。通过“吐故纳新”的方式，有意识地吸入新鲜清洁的空气并排出体内的浊气，维持人体正常的生命活动。这种呼吸锻炼要求练习者合理调整呼吸节奏和深度，选择适当的呼吸方法，进而调节整个机体的功能状态。多项研究表明，功法锻炼能够有效地改善肺通气功能和小气道功能，增强肺部的免疫功能，提升呼吸系统的整体功能，并对呼吸系统疾病具有一定的防治作用。此外，调节气息不仅有助于改善自主神经功能状态，还能促进全身各系统活动之间的协调与统一，进而提升整体健康水平。因此，在功法练习中，注重呼吸锻炼，合理运用调息技巧，对于提升机体功能、增强身体健康具有重要的科学价值和实践意义。

少林内功被广泛认为是一套有效提升肺功能的功法。少林内功是内功推拿的主要组成，以前在肺结核的防治上发挥着重要作用。随着时间的推移，其应用范围逐渐扩大，涵盖了其他肺系疾病，甚至包括内科、妇科、伤科等多种杂病。近期的研究支持了少林内功对肺功能的积极影响，研究结果显示，经过 6 个月的少林内功锻炼，受试者的一秒率、最大呼气中段流速及每分钟最大通气量等关键指标均有所提升。这些改善表明，少林内功锻炼能够增强肺泡的弹性，提升呼吸肌的力量，降低气道阻力，从而整体提高呼吸效率。这一发现为少林内功在呼吸系统疾病治疗中的应用提供了科学依据。

练习少林内功能有效延缓慢性阻塞性肺疾病（chronic obstructive pulmonary disease，COPD）稳定期患者肺功能的下降趋势，增强其运动能力，并提高其生活质量，是 COPD 患者康复治疗的有效手段之一。单一鸣等采用了随机对照设计，观察了少林内功对 72 例 COPD 稳定期患者的肺功能及运动耐力的影响，将患者随机分为对照组和治疗组。对照组患者接受常规药物治疗，同时接受休息指导及呼吸系统防护的健康教育，治疗

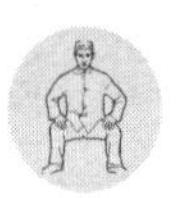

组则在药物治疗的基础上，加入少林内功锻炼。研究过程中，专业研究人员指导治疗组患者进行少林内功动作的学习，包括站裆、马裆、“前推八匹马”、“倒拉九头牛”、“霸王举鼎”、“凤凰展翅”等。所有动作教授完毕后，发放功法教学光盘供患者在家中自行练习。研究团队提供电话咨询支持，并不定期进行电话随访。为确保运动安全有效，患者在每次练习前需进行 10 分钟的准备活动。初始阶段，每个动作重复 3 遍，每天练习 2 次，每周至少练习 4 天。随着练习的深入，逐渐增加练习时间，持续练习 12 周。患者在每次练习后需立即测量心率，以确保运动强度在合理范围内，即心率在[(220 - 年龄 - 安静心率) × (50%～75%) + 安静心率]范围内。经过 12 周的治疗后，研究发现治疗组患者的肺功能各项指标均优于治疗前；同时，治疗组患者的 6 分钟步行试验(6 min walking test, 6MWT)和慢性阻塞性肺疾病评估测试(COPD assessment test, CAT)评分也显著改善，并且优于对照组。

（二）少林内功对呼吸系统影响的基础研究

功法锻炼可以改善肺通气功能及小气道功能。研究发现，易筋经、少林内功等功法练习能显著延长推拿专业学生的闭气时间，增大深吸气与深呼气时的胸围差，提示肺活量与耐氧能力增强，呼吸系统功能得到提高。上海中医药大学通过观察练习少林内功对男生肺功能的影响，发现练习者一秒率、最大呼气中段流速及每分钟最大通气量指标均有改善。说明练习者呼吸肌力量得到增强，大气道阻力减小，小气道通气功能及肺泡弹性有所提高，肺功能得到增强。因此，推断少林内功的锻炼，通过改善大小气道的给氧情况，可增强大小气道的代谢，提高大小气道的通气功能；通过改善胶原及弹性纤维的状态，可调节表面活性物的分泌，改善肺泡及大小气道功能；通过提高呼吸肌力量，改

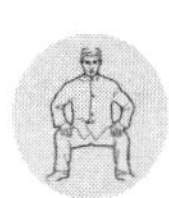

善肺功能。还有研究报道,锻炼少林内功时,练功者肺的换气量显著增加,呼吸效率明显提高。该研究以一名有 40 年以上少林内功锻炼史的人为研究对象,连续监测受试者的站裆势 5 分钟内的摄氧量、心率、肺换气量、呼吸次数以及主观运动强度。于少林内功练习前、后即刻及收功 10 分钟后,测定其血压和血乳酸值。结果发现,受试者的呼吸相以及呼吸次数与安静时相比,少林内功锻炼时并无显著变化,也没有最大等长肌肉收缩训练时经常看到的气喘及屏气等现象;在心率与摄氧量方面,锻炼时的数值要比安静初期值增加 2～3 倍,但是收缩期血压只上升 10 mmHg 左右。在练习过程中,受试者的肺换气量要比安静初期值增加约 2.5 倍,摄氧量有显著增加。众所周知,摄氧率上升主要受血 PCO_2、呼吸中枢的 pH 值及动静脉氧分压差等内环境因素的影响。增加摄氧率,必须增加与单位摄氧量有关的肺换气等量。而换气等量通常被作为呼吸功率的指标而得到应用,因为本试验中观察到受试者在练习中换气等量的增加,可以认为少林内功与增加呼吸效率有关。

研究发现,推拿练功后机体闭气时间显著上升,呼吸有效性明显提高。少林内功锻炼可以调节呼吸深度和频率,改善肺呼吸功能。少林内功锻炼对肺活量的影响也非常明显,练习者的肺功能得到改善,肺活量、每分钟最大通气量均显著增大,锻炼时呼吸运动加强。胸式呼吸和腹式呼吸相结合,尤其腹式呼吸可加大膈肌的收缩与舒张,而使横膈上升、下降的幅度加大,不断改变胸压和腹压,使呼吸器官得到充分的血液供应,进而改善其功能。肺活量反映人体呼吸系统的最大工作能力,它的大小反映了肺的容积和肺的扩张能力,是衡量人体健康状况的重要标志。少林内功使肺活量显著增大,主要与呼吸肌的发达、肺及胸廓的弹性强度增加有关。

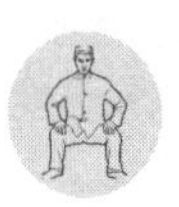

少林内功锻炼时，要求“外紧内松”，即四肢肌肉紧张而内部呼吸保持自然。通过内功推拿治疗后，可以促使人体呼吸深而慢，能保持和提高肺部弹性，有助于扩大胸廓范围、增加肺活量，对呼吸系统有很好的调理作用，并有助于提高人体的最大摄氧量。

二、少林内功对运动系统影响的影响

（一）少林内功对运动系统影响的临床研究

少林内功对腰椎间盘突出症有治疗作用。苏宵乐等采用少林内功锻炼法对腰椎间盘突出症患者进行临床研究。通过随机对照设计，将患者分为观察组和对照组。在腰椎牵引、推拿、针灸等常规保守治疗的基础上，观察组额外进行了少林内功锻炼，而对照组则进行常规腰背肌功能锻炼。具体而言，观察组的干预方法包括选取少林内功的站裆势、弓箭势为基本姿势进行锻炼，同时结合“前推八匹马”“倒拉九头牛”的基本功势进行训练。每个裆势和功势的锻炼时间持续 5 分钟，整组功法锻炼大约需要 20 分钟。患者每天训练 1 次，每周进行 3～5 次。

其中，站裆势要求患者身体立正，左足向左平跨一步，与肩等宽或略宽于肩，足尖略收成内八字，五趾抓地，足跟踏实，全力向内旋夹双腿，形成强大的外旋趋势的静止性拧旋力以保持稳定。头如顶物，端平，前胸微挺，身体微微前倾，项背腰脊保持正直，臀部微收，腹肌放松。两肩放平，不耸肩，两肩胛骨夹紧，上臂后伸，肘伸直，腕背伸，四指并拢，拇指用力外展，双掌展平，两臂内旋，四指内扣，形成“直臂撑掌势”。

弓箭势要求患者身体立正，向右前方跨出一大步，右腿屈膝半蹲，膝与足成垂直线，足尖内扣；左腿在后，膝部挺直，足略向外撇，脚跟必须着地，形成前后弓箭之势。上身微微前倾，重心

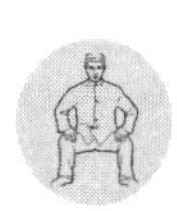

下沉，臀部微收，两臂后伸成直臂撑掌势，或两手叉腰，蓄势待发，全神贯注，虚领顶劲，呼吸自然。

“前推八匹马”，要求患者取站裆势，两上肢屈肘，立掌护腰，蓄势待发；先用力将两上臂后伸，使双肘提起、双直掌至两胁部。再用力将双掌从胁部向前推出，两掌心相对，拇指伸直，四指并拢，蓄劲于肩臂指端，使两臂徐徐运力前推，以肩与掌成直线为度。整个过程中，胸须微挺，臂略收，头勿顾盼，两目平视，呼吸自然；手臂运动、拇指上翘，指端力求与手臂成直线，慢慢屈肘收回，稍做停顿，再前伸臂、提肘将两掌从胁部向前推出，反复3～5遍；收势时，由直掌化俯掌下按，呈直臂撑掌势，或返回预备姿势。

“倒拉九头牛”，要求患者取站裆势，两上肢屈肘，立掌护腰，蓄势待发；先用力将两上臂后伸，使双肘提起、双直掌至两胁部。再用力将双掌从胁部向前推出，边推两臂边向内旋至肘平，虎口朝下，四指并拢，拇指用力外展。五指握拳，劲注拳心，屈肘回收手臂，两臂逐渐外旋，由拳变掌立于两侧腰眼。身微前倾，臀部微收，立掌化俯掌下按，两臂后伸，成直臂撑掌势，或恢复成预备姿势。

（二）少林内功对运动系统影响的基础研究

少林内功练习对肌肉和骨骼系统的作用具有显著性和可靠性，这对于提升推拿治疗的临床效果至关重要。上海中医药大学对少林内功等静力性功法进行了系统的研究。静力性功法是指在运动过程中，肌肉的长度保持不变，从而使相关肢体的位置维持相对稳定，这与动力性练习（如跑步、游泳等）形成鲜明对比，专门用于增强特定部位肌肉的力量。通过观察心率、无氧阈值、有氧耐力及最大摄氧量等生理指标，发现静力推拿功法训练不仅能够提高局部肌肉的专项适应性，还能有效改善心血管功

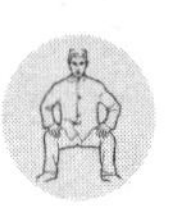

能，包括提高有氧耐力和增加人体最大摄氧量等。湖南中医药大学的一项研究也进一步证实了练习功法对肌肉力量有显著提升作用。练习后，与推拿技术密切相关的上下肢肌肉围度明显增加，这表明这些肌肉的绝对力量得到了增强。这种针对性的训练不仅满足了推拿手法在临床应用中对力量的需求，还确保了手法的深透性，从而提高了临床治疗效果，并有助于提升推拿医师的技能水平。

经过 12 周的少林内功练习，大学生的仰卧起坐和坐位体前屈成绩得到了显著提升。这一结果科学地证明了少林内功对于增强练习者腰腹部肌肉力量和肌耐力的积极作用。福建中医药大学的研究也发现，功法练习能够显著提高男生的上肢持续肌耐力，但对男女生握力的绝对力量并无显著影响。张友健的研究则专注于非体育专业女大学生在练习少林内功后上肢和腰腹力量的变化。研究发现，经过 12 周的少林内功练习后，实验组女生与未参与任何练习的对照组相比，臂力、握力和腰腹力量均有显著提高，且测试结果具有统计学意义。这一发现不仅证实了少林内功对于提高非体育专业女大学生上肢和腰腹力量的有效性，而且揭示了其在促进女大学生体质增强方面的潜在优势。与其他力量训练项目相比，少林内功具有方便灵活、安全系数高和经济实惠等特点，因此值得广泛推广和应用。

对于膝骨关节炎患者而言，由于屈膝和伸膝肌力的下降及关节疼痛导致的肌肉萎缩，少林内功的练习能够针对性地增强下肢伸屈肌群的肌肉力量和耐力。此外，它还能提高肌肉的韧性和伸展性，从而有效改善患者腿部肌肉萎缩、肌张力过高等症状，增加关节活动度。对于脑卒中偏瘫患者，通过 6 周的马裆势训练，其平衡功能和步行能力均得到了显著改善。坚持马裆势锻炼不仅能够提高患者患侧下肢的负重能力，还有助于调整重

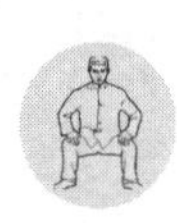

心分布，提高步行的稳定性，从而有效调整失衡状态。

在临床上，推拿医师需要具备扎实的指力、臂力、腰腿力及整体身体力量。手法作为推拿医生治疗疾病的核心技术，必须达到持久、有力、均匀、柔和且深透的标准。功法动作的明确性、锻炼的全面性和针对性在提高推拿医师身体素质方面发挥着重要作用。少林内功专注于锤炼全身的"力"，其特色在于运用"霸力"，通过关节的拮抗肌进行强制性静力收缩运动，以提升肌肉力量和耐力。这种锻炼方式对于推拿手法如扳法、抖法等所需的特定"技巧力"极为有益，同时强调"以意行气，以气贯力"，有助于手法的深入透达。而"推手"训练则主要致力于提升推拿手法的均匀性和柔和度，通过增强两上肢的耐力、灵活性和力量，使手法变换更加协调，连接更加自然，频率更加均匀，劲力更加柔和。

少林内功的特定动作能够针对性地锻炼相关肌肉群，从而提升推拿手法的质量和效果。如上臂和前臂肌肉的锻炼，通过"前推八匹马"及"三起三落"等动作，主要锻炼肱三头肌，要求蓄力于肩臂指端，两臂运力，徐徐向前推动，有助于培养平推法所需的臂力和持久力。而"倒拉九头牛"及"单手拉金环"等动作，则重点锻炼肩胛下肌、胸大肌、背阔肌及大圆肌等，通过两掌沿两胁前推，边推边将前臂内旋，结合多组肌肉的收缩，形成多种劲力，如拧劲、争劲、螺旋劲等，这不仅增强了上肢关节的稳定性，也提高了肌肉力量，为推拿手法的持久、有力、均匀、柔和提供了坚实基础。同时，这些锻炼还能充分伸展上肢肌肉、韧带、关节，有效预防急、慢性损伤，提高关节的灵活性和稳固性。

在少林内功功法中，腕部的锻炼占有举足轻重的地位。以"顶天抱地"动作为例，此动作通过桡侧腕长伸肌、桡侧腕短伸肌、尺侧腕伸肌等伸肌的收缩，使腕关节尽量背伸。推掌后，旋

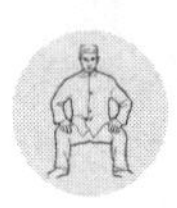

掌翻腕的动作则主要依赖桡侧腕屈肌、尺侧腕屈肌、掌长肌、指浅屈肌、指深屈肌和拇指屈肌等肌肉群的协同工作，再徐徐向左右外分下抄。这种锻炼方式不仅增强了腕部的力量和灵活性，也为推拿手法中需要频繁使用腕部的技巧提供了有力支持。

在“顺水推舟”动作中，桡侧腕长伸肌、尺侧腕伸肌及所有伸指肌的协同收缩，使得腕关节得以有效背伸。此类练习不仅增强了前臂的旋转能力和腕部的屈伸力量，还显著提高了腕关节的稳定性，为手臂悬力的形成提供了坚实基础。因此，这些练习在培养㨰法、鱼际揉法、掌揉法等依赖于腕关节运动的手法的持久性方面，具有不可替代的作用。

在少林内功的体系中，手掌力量的锤炼同样占据重要地位。“倒拉九头牛”和“单掌拉金环”等动作，通过激活拇短展肌、拇短屈肌、拇收肌、第一骨间背侧肌、蚓状肌、小指展肌、小指短屈肌、小指对掌肌、指浅屈肌腱和指伸屈肌腱等肌肉群，使掌心力量得以集中并不断增强。而在“凤凰展翅”的外展动作中，前臂的桡侧腕屈肌、尺侧腕屈肌、掌长肌、指浅屈肌和指伸屈肌等肌肉起主要作用，手掌从竖直状态转变为水平状态。这些动作结合少林内功的核心原理，即将力量汇聚于关键部位并实现气流在四肢的顺畅流通，从而进一步提升了掌心的力量。这种针对性的锻炼方法为多种手法的练习提供了坚实的内功基础，如㨰法、一指禅推法、振法、掌按、掌推、掌揉、摩法及擦法等。特别是对于擦法的透热体会和按法的透力体会等技巧的提升，具有显著帮助。通过这些练习，推拿医师能够更有效地将内力与外力相结合，提高治疗效果。

少林内功手指动作的设计非常独特且科学，要求练习者四指并拢，指端着力，拇指外分，并有指欲上翘的趋势。这种特定的手指动作对于增强十指，尤其是大拇指的力量具有显著效果。

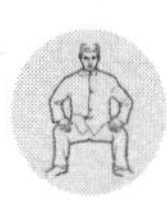

以“前推八匹马”动作为例，双手在执行此动作时，主要依靠骨间背侧肌、骨间掌侧肌、桡侧腕短伸肌腱、桡侧腕长伸肌腱、指伸肌腱等肌肉群的协同工作，使得四指能够紧密并拢，力量集中于指端。同时，通过拇短展肌、拇收肌、蚓状肌、拇短伸肌腱、拇长伸肌腱等肌肉的收缩，大拇指得以蓄力并保持外分状态。在双上肢前推的过程中，要求蓄力于指端，这样不仅能够提升手指的力量，还能够增强手指的灵活性和敏感度。

另一个例子是“怀中抱月”动作，这个动作主要通过拇短展肌及拇短屈肌的收缩，使大指呈现外下倾斜的姿态，从而极为有效地增强指力。这些精细的手指动作和肌肉控制为一指禅推法、指按法、指揉法、拿法、托法及内功点穴等手法的练习打下了坚实的基础。中医理论中有“百病以下肢为根”“人老腿先衰”的说法，强调了下肢健康对于整体健康的重要性。下肢经脉的畅通和气血的充盈是维持膝关节强健、步履稳健的关键。正如练功家们所言：“筑其基，壮其体”，下肢力量的扎实与强健对于人体的健康具有至关重要的意义。因此，在少林内功的练习中，下肢的训练同样不可忽视，它是保持身体健康的基石。

在少林内功的练功过程中，下肢动作被特别强调。要求练习者运用“霸力”，即充分发挥力气，五趾抓地牢固，足跟踏实稳定，下肢保持挺直，双腿用力均衡。这种练习方式有助于下焦气机的畅通，进而达到健肾壮腰的效果。少林内功注重持续进行强度的等长性肌肉收缩，以裆势和步形为基础。通过各种下肢的屈曲和起伏动作，使下肢肌肉、韧带以及腹肌、腰肌、背肌等得到全面而均衡的锻炼。长期坚持这种练习，能够使下肢肌肉更加充实，力量显著增强。

在基本裆势中，站裆势主要依赖下肢的内侧肌群，如耻骨肌、股薄肌、长收肌、短收肌及大收肌等，进行收缩的练习。而马

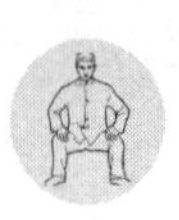

裆势则以下肢的后侧肌群为主，包括半腱肌、半膜肌、股二头肌、缝匠肌、股薄肌及腓肠肌等，通过这些肌肉的协同作用，使两膝屈曲下蹲，并使膝部和脚尖微向内扣。同时，拮抗肌即股四头肌也进行收缩，以维持马步姿势的稳定。此外，竖脊肌和腹肌群（包括腹直肌、腹外斜肌和腹内斜肌）也发挥重要作用，通过挺胸收腹的动作，将重心均衡地放在两腿之间，从而进一步增强下肢的肌力。

少林内功的弓箭裆练习特别关注下肢的前侧肌群，包括髂腰肌、股直肌、阔筋膜张肌、缝匠肌，以及后侧的半腱肌、半膜肌、股二头肌和腓肠肌等。这些肌肉的协同收缩，使前腿能够屈髋屈膝，有效锻炼和显著增强下肢的肌力。同时，后腿则主要依赖股四头肌的收缩来保持挺直，并通过用力后沉，形成蓄势待发的状态，这不仅能够增强下肢肌肉的爆发力，对于提升临床推拿医师的下肢力量也具有重要意义。在低裆势的练习中，下肢的肌肉群，包括半腱肌、半膜肌、股二头肌、缝匠肌、股薄肌、腓肠肌，以及髂腰肌、股直肌、阔筋膜张肌和缝匠肌等，共同参与屈膝屈髋的动作。与此同时，拮抗肌群，如股四头肌、臀大肌等也进行收缩，以维持低裆势的稳定。这种练习方式极为有效地增强了下肢的肌力。

基于低裆势的三起三落动作，通过髂腰肌、股直肌、阔筋膜张肌、缝匠肌等肌肉的收缩来屈髋关节，同时半腱肌、半膜肌、股二头肌、缝匠肌、股薄肌和腓肠肌等则负责屈膝关节，使身体下沉。而在站立时，臀大肌、股二头肌、半腱肌、半膜肌等肌肉伸髋关节，臀大肌、股四头肌则伸膝关节，帮助身体站立。通过少林内功的全套练习，人能够长时间保持特定的裆势。这种练习方式对身体各个关节施加压力，使关节周围的肌肉和肌腱得到一定程度的拉伸。随着练习时间的延长和幅度的增大，机体逐渐

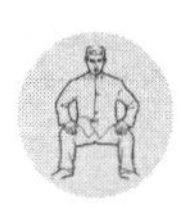

适应并超越这种刺激，形成整体力量。特别是在练习的后半阶段，随着人体血液循环的加快和内外交流的增强，以意导气的作用愈发显著，对于调整人体的阴阳平衡具有显著效果。

在习练少林内功时，两手的螺旋翻转动作使前臂肌肉和关节周围的韧带得到周期性的伸展与收缩，这不仅有助于提升上肢关节的稳固性，还能增强关节周围软组织的弹性和韧性。同时，下肢的裆势练习强调持续的等长性肌肉收缩，全面锻炼大腿、小腿的肌肉以及膝关节周围的韧带，进而提升下肢的支撑能力和稳定性。现代科学研究支持了少林内功的锻炼效果。动物模型研究显示，通过递增的训练量进行静力性推拿功法训练，对大鼠骨骼肌组织结构产生显著影响。适量的静力训练能够促进骨骼肌线粒体体积和数量的增加，从而加强肌细胞内的物质氧化和三磷酸腺苷(adenosine triphosphate，ATP)的生成。然而，过度的静力训练可能导致肌丝排列紊乱和线粒体膜结构的损伤。因此，在推拿功法练习中，科学地指导运动量至关重要。

结合推拿手法进行的静力训练，还能显著提高老年大鼠骨骼肌蛋白质的合成效率，同时降低尿肌酐及3-甲基组氨酸的排出量。这表明静力训练结合推拿手法能够纠正骨骼肌蛋白质合成与分解的异常状态，从而有助于延缓因年龄增长而引发的骨骼肌退化。这些研究成果不仅证实了少林内功锻炼的科学性，还为推广这一传统健身方法提供了有力的科学依据。

少林内功等静力推拿功法练习对于推拿医师的专业体能提升和情绪调控能力增强具有显著作用。通过练习，医生能够充分发挥其手法技能，实现“缓节柔筋而心和调”的效果，即达到舒缓肌肉、柔和关节的目的，并促进心境的和谐。上海中医药大学的一项研究初步揭示了该机制，即静力功法要求调身、调息、调心，这一综合性的练习模式启动了中枢内啡肽基因的表达，并维

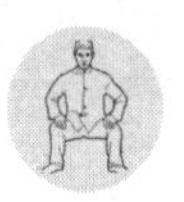

持外周血液的稳定状态，从而全面提升了机体的体能和情绪调控能力。对于患者而言，在医生的指导下进行有目的、有计划、科学而有效的推拿功法练习，不仅有助于疾病的预防，还能在一定程度上起到辅助治疗的作用。

尽管少林内功对运动系统影响的研究已经取得了一定的进展，特别是在增强肌力方面的作用得到了初步证实，但应用少林内功治疗运动系统相关疾病的临床研究仍然相对较少。因此，未来的研究应进一步加强和完善这一领域，以更全面地评估和推广少林内功在运动系统相关疾病治疗中的应用价值。

三、少林内功对人体代谢的影响

（一）少林内功对人体代谢相关疾病的临床研究

李鹏等将60例糖尿病前期的患者随机分为少林内功一组、少林内功二组、少林内功三组、少林内功四组、步行对照组及空白对照组。以观察不同频率的少林内功练习对糖尿病前期患者的影响。通过不同的干预方法对糖尿病前期患者进行6个月的观察，比较6组糖尿病前期患者空腹血糖（fasting blood glucose，FBG）、餐后2 h血糖（2-hour postprandial blood glucose，2 h PBG）和糖化血红蛋白（glycosylated hemoglobin，HbA1c）的变化。结果显示，经过3个月和6个月的干预后，少林内功各组及步行对照组的FBG、2 h PBG和HbA1c均较干预前有所改善。干预6个月后，少林内功三组对于FBG和HbA1c的改善更明显，优于其他各组；少林内功三组2 h PBG的改善与少林内功二组、四组比较无明显差异，但优于其他组。这些结果表明，习练少林内功对糖尿病前期患者控制空腹血糖及餐后血糖均有积极作用，长期习练对控制血糖稳定也具有重要意义，且每日以习练3遍为最佳。

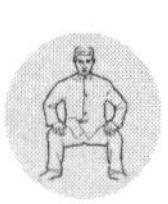

雨松采用不同的少林内功练习频率对2型糖尿病前期的患者进行治疗，并选用FBG、2 h PBG及HbA1c作为观察指标，以评估不同频率少林内功的治疗效果，并明确其量效关系。在治疗前、治疗3个月、治疗6个月时，对各组患者进行了评价。研究结果显示：少林内功各组习练3个月及习练6个月后，患者各项指标与干预前相比，差异均有统计学意义。FBG的组间对比，少林内功各组均显著优于空白对照组，且少林内功三组显著优于步行对照组。2 h PBG的组间对比上，少林内功各组均显著优于空白对照组，其中少林内功二组、少林内功四组优于步行对照组，而少林内功三组显著优于步行对照组。在HbA1c的组间对比，少林内功各组均显著优于空白对照组，少林内功三组、少林内功四组显著优于步行对照组。在量效关系上的对比，少林内功三组显著优于其余各组。习练少林内功可以显著改善2型糖尿病前期患者的血糖控制水平。与健康宣教相比，少林内功练习能更有效地降低患者的FBG、2 h PBG及HbA1c水平。此外，在改善FBG水平2 h PBG方面，每日习练3次的少林内功效果优于步行对照组。在HbA1c水平的改善方面，少林内功每天习练3次或4次的效果优于步行训练。量效关系分析每天习练3次对2型糖尿病前期的治疗效果最佳。

韦庆波选取南京市各社区医院的50名糖尿病前期患者，将其随机分为少林内功1次组、少林内功2次组、少林内功3次组、对照组及步行组，每组各10人。对照组的受试志愿者维持原生活方式不变，不针对性地参加任何处方锻炼。步行组要求受试者进行每天2次的规律性步行活动。少林内功组则以传统功法少林内功作为主要的干预方法，要求受试的糖尿病前期志愿者分别进行每天1次、每天2次和每天3次的少林内功锻炼。步行组要求志愿者每周运动保证在5天以上，锻炼周期则要求

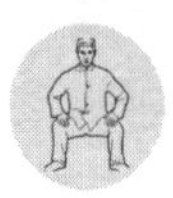

为连续不间断的3个月。在治疗前后的3个月内,分别对五组进行血糖、HbA1c、胰岛素的检测及监测SF－36量表评分的变化情况,并对所得各组参数进行相关分析。相关分析显示,少林内功对于糖尿病前期患者的治疗方面,在控制FBG、2 h PBG及HbA1c水平方面均具有一定的效果,同时还可以增加胰岛素的敏感性,以及改善糖尿病前期患者的生活质量。此外,少林内功与糖尿病前期在治疗效果上存在一定的量效关系,其中每天进行少林内功3次锻炼的效果最为显著。吴云川等人选取糖尿病前期患者60人,随机分为对照组、步行组、少林内功组,每组20人,观察少林内功对糖尿病前期患者治疗前后FBG、2 h PBG、HbA1c、空腹胰岛素、SF－36量表评分的水平变化。对照组受试者维持原生活状态不变;步行组要求受试者每天步行2次,中等步速(80～100次/分),每次30分钟,每周运动5天以上,连续3个月;少林内功组以少林内功作为干预方法,进行3次/天的功法锻炼,每周练习5天以上,连续3个月。结果显示,治疗后,少林内功组、步行组的FBG及2 h PBG与对照组相比有显著降低;与本组治疗前HbA1c及空腹胰岛素数据比较,仅少林内功组治疗后显著降低;与本组治疗前躯体健康评分比较,少林内功组、步行组治疗后显著升高;本组治疗前后心理健康评分相较,少林内功组患者的心理健康评分明显升高。结论显示,传统功法少林内功对控制糖尿病前期患者的血糖和改善其心理状态具有较好的作用。

(二)少林内功对人体代谢影响的基础研究

少林内功是内功推拿流派的重要基础功法,以下肢站裆势为基础功法,配合上肢动作,是一种注重力量和耐力的训练,为少林派基本功法之一。大量研究表明,少林内功作为一种强身锻炼形式,从宏观角度可视为肌肉力量和运动能力的训练运动,起到调身、调息、调心的良性作用，从整体水平提高身体素质；在微观层面则反映在通过调控三大供能系统运作、影响能量代谢、促进新陈代谢方面。

耐力是指人体对抗疲劳的能力，肌肉收缩是耐力在形态学上的一种体现，而运动时间长短则取决于运动强度。高低强度配合的运动有利于延长运动时间。少林内功锻炼要求意念集中，蓄劲于四肢，持续刺激肌肉，对于提升耐力水平具有良性作用。在负荷训练实验中，大鼠腿伸直肌耐力均较对照组显著提高，且高重复-中度负荷训练明显高于低重复-中度负荷训练。实验证明，慢速重复训练能够显著增强力量。在重复的运动模型实验中，等长腕关节屈曲使骨骼肌血流量改变，动脉低灌流和随后的充血（低灌流-高血）可降低骨骼肌疲劳的发生率，对于提升耐力水平具有正性作用。全套少林内功功法练习使人体长时间维持固定裆势和上肢姿势，使身体关节肌肉在长时间内保持固定程度拉伸，随着时间的延长和幅度的增大，适应强度相应增强，机体逐渐反映出对外界刺激的适应性变化，从而形成改变体能的整体力量。

练习少林内功可调控三大供能系统运作，影响机体的能量代谢，促进新陈代谢。适宜的运动方法和负荷量可以有效地刺激、诱导人体代谢或机能产生适应性的变化。人体在运动耗能时，三种功能系统同时存在。力量训练短时间内以磷酸原系统供能为主，而少林内功的某些具有强肌肉收缩的动作训练能够在短时间内充分调动磷酸原系统供能的能力，使 ATP 再利用率增加。随着时间的推移，肌肉需要克服重力和拮抗力，保持持续收缩，肌张力需要保持在一定范围内。此时，无氧供能不能满足机体供能，逐渐改为以有氧供能为主导，持续供能，这体现了少林内功训练耐力性、持久性的特点。有氧运动与力量运动（或抗

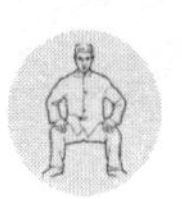

阻力练习)是平衡代谢水平的常用运动方式。实验研究表明,一次急性抗阻力练习后,可使体内激素稳态环境改变,刺激新陈代谢和脂肪氧化;长期力量或抗阻力练习可以增加肌肉质量,引起总能量消耗增加。因此,有氧运动和力量练习组合的训练方式近来受到研究者的广泛关注,而少林内功正是具备此种特性的一类运动形式。

少林内功作为一种独特的运动方式,继承并发展了传统功法的精髓,具有"练力重气,形神合一"的特征。除了静力性功法中扶正祛邪、内外兼修的特点外,还能改善肌肉关节等组织的性能,调整并恢复身体各系统和器官的功能。通过习练少林内功,可以增强全身肌肉力量,促进血液循环,加强生理功能,提升耐力水平,从而提高机体的整体素质。这种运动方式使得人体的精、气、神"三宝"得以维持在高度协调的状态,实现"正气存内,邪不可干"的稳态。

尽管目前对少林内功的能量代谢研究已经取得了一些进展,但其具体机制和特殊效应仍有待于进一步的拓展研究。随着科学研究的深入,对少林内功的深入了解将有助于开拓新的研究方向和开发新的研究技术,亦有望在临床治疗上有新的突破。通过更深入的研究,我们期待少林内功在未来健康促进和疾病治疗方面发挥更大的作用。

四、少林内功对循环系统的影响

(一)少林内功对循环系统影响的临床研究

树钢采用少林内功治疗稳定型劳力性心绞痛证属痰瘀互阻型患者 60 例。对照组单纯使用药物治疗,而少林内功组在药物治疗的同时,还进行了少林内功的训练。少林内功所有发力动作维持 30 秒,每个动作间歇 1 分钟,每天训练 2 次,每周训练 5 天,

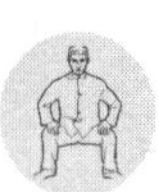

疗程为3个月。对比观察治疗前后患者的心绞痛发作情况、静息心电图表现，应用6MWT和功能独立性评定量表(functional independence measure, FIM)评估患者的心功能及运动耐量、日常生活功能独立性的变化，并记录不良事件发生；同时检测患者外周血的内皮祖细胞(endothelial progenitor cells, EPCs)和血管内皮生长因子(vascular endothelial growth factor, VEGF)的单位数量和水平。研究发现，少林内功能有效改善稳定型劳力性心绞痛患者的心绞痛发作情况，提高药物治疗稳定型劳力性心绞痛的临床疗效；少林内功能有效改善稳定型劳力性心绞痛患者的心功能及运动耐量，增强了患者日常生活的自理能力，能改善患者生活质量、减轻家庭和社会负担，有利于患者更好地重返社会；少林内功治疗本病安全有效，有良好的社会经济价值，值得临床推广；少林内功作为一种等长收缩运动模式能使肢体产生安全有效的生理性缺血，进而动员骨髓中的内皮祖细胞进入外周血，并通过血管内皮因子的促进作用，促使缺血心肌侧支新生，形成侧支循环，这可能是其治疗稳定型劳力性心绞痛的潜在有效机制。

(二) 少林内功对循环系统影响的基础研究

功法对循环系的影响是多方面的。研究表明，推拿功法练习可以改善机体心血管系统功能状况，增强心肺功能，调节血管舒缩，改进人体的自身调节功能，增强体质；同时可以降低血压，进而降低心血管疾病的危险因素，有效防治心血管疾病。

内功推拿治疗时，涉及练习少林内功。练习该功法时，强调以力贯气，蓄劲于指端，气贯四肢，力达腰背，气随力行，注于经脉，使气血循行畅通，荣灌四肢九窍、五脏六腑，达到气血充盈。如做“霸王举鼎”“前推八匹马”“倒拉九头牛”“风摆荷叶”等动作练习时，患者用劲向上、前、两侧、内等方向合力，引导气血运行。

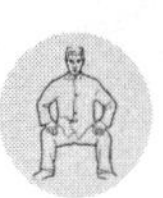

少林内功具有宽胸理气、畅达营卫气血的功效，可以表现为改善心功能和心血管功能。

现代研究发现，习练少林内功可调节性腺分泌功能，雌二醇/血清睾酮的比值显著降低，血清睾酮/黄体生成素比值显著提高，提示可能对动脉粥样硬化、冠心病的防治产生良好的影响。多项研究提示，推拿功法锻炼能够明显改善心脏功能。上海中医药大学通过测定人在推拿功法静力性下肢裆势练习时的心率值，发现在一定范围内，受试者的心率与静力性下肢裆势练习时间呈线性关系。湖南中医药大学的研究人员发现，少林内功、易筋经等功法练习可以使推拿专业学生的心率显著下降，提示心输出量增加、舒张期延长，增加了心脏的功能储备；哈佛台阶试验指数(Harvard step test fitness index，PFI)明显上升，PFI是心血管运动功能的指标之一，提示少林内功训练可以提高机体的心血管功能和肺功能。亦有研究发现，中老人通过少林内功练习能让受试者在练功过程中的最大心率、平均心率及练功后即刻心率较练习前有下降趋势，提示其有一定提高中老年人心血管功能的作用；练少林内功可显著降低老年人血清胆固醇浓度，改善中老年人的胆固醇代谢，使血中低密度脂蛋白水平下降、高密度脂蛋白含量上升，有利于预防心血管疾病的发生。有研究显示，练习少林内功前后，高血压患者收缩压和舒张压均有显著性差异，对高血压患者具有较好的疗效。研究发现，练习少林内功时，练功者下肢肌肉群代谢加快，耗氧量增加，心脏前后负荷增加，心率加快。经过长期锻炼，练功者安静状态下心肌每搏输出量增加、PFI指数升高，表明练习少林内功在一定程度上可提高练功者的心脏功能。

少林内功对安静心率的影响非常明显。经过一定时期的规律锻炼后，出现这一变可能与两个因素有关：第一，系统的有氧

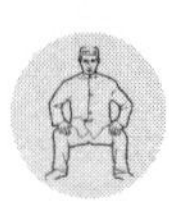

运动能提高心脏迷走神经的兴奋性，心脏迷走神经属副交感神经，其节后纤维末释放的乙酰胆碱能减慢心率；第二，锻炼能提高心肌收缩力，使每搏输出量增加，可代偿性地引起心率降低。安静心率减慢，能减轻心脏负荷，起到保持旺盛体力、延年益寿的作用。长期进行少林内功运动，可以改善中老年女性血管功能，使中老年人心脏表现出功能节省化现象，有利于提高中老年人的心血管功能适应能力。

少林内功锻炼对安静血压也有影响。健康成年人的血压随年龄的增长呈逐渐升高的趋势。中老年人由于血管弹性降低、血液黏滞度升高、心率加快等因素的影响，使高血压发病率明显升高。适量的少林内功锻炼，能促进血液循环，使血管保持弹性，从而降低罹患高血压的风险。

五、少林内功对消化系统的影响

练习推拿功法可以促进多种消化液分泌，调节胃肠蠕动，改善胃肠道功能，增强体质，防治多种胃肠疾患。消化道的不同部位都存在消化腺，主要有唾液腺、胃腺、肠腺等，它们分泌唾液、胃液、肠液等各种消化液，起到帮助消化吸收、保护消化道黏膜等作用。研究表明，功法锻炼可以促进多种消化液的分泌。古代养生家强调功法练习时要吞咽唾液，把它称为“金津玉液”“甘露”。唾液测定表明，由于舌抵上腭、叩齿等动作，刺激了唾液腺，使唾液分泌增多；同时，呼吸的减慢兴奋了延脑的分泌中枢，反射性地引起唾液分泌增多。功法锻炼还可以引起唾液成分的变化，使唾液淀粉酶活性上升、钠含量上升、钾含量下降及分泌型免疫球蛋白 A(immunoglobulin A，IgA)、溶菌酶含量增加，从而增强唾液腺对淀粉酶合成、储备和分泌的功能，促进人的食欲及消化吸收；也可清洁口腔，增强机体免疫力。研究发现，功

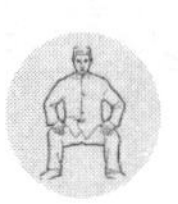

法练习时胃液分泌增加，而停止练功后则逐渐下降，其机制可能与膈肌上下移动增强所引发的机械性刺激及胃迷走神经活动增强有关。胃液由胃中各种分泌腺的分泌物混合而成，其主要成分是盐酸与胃蛋白酶，胃液分泌增加，则增强了胃肠道对食物的消化作用。

六、少林内功对神经系统的影响

脑氧代谢是保证脑功能正常的首要环节。研究表明，在少林内功锻炼时，脑血氧能够维持在正常水平，从而避免因运动性缺氧而产生的不良反应。在资深少林内功锻炼者的实验中，发现他们的脑内总血红蛋白量及氧饱和度始终保持在正常生理范围内，这表明长期锻炼可以有效抑制血液中去氧血红蛋白的增加，进而提升脑组织的氧合能力。李强等使用近红外分光光度法测定了少林内功锻炼者的脑血氧含量，结果显示练功时与安静坐位时的脑氧饱和度和平均血红蛋白含量无显著差异，这提示我们在少林内功锻炼时，脑血氧供应是充足的。脑血氧含量与脑代谢紧密相关，脑代谢水平低下可能会导致精神损害，甚至产生抑郁情绪。然而，徐俊等的研究发现，经过 6 周的推拿功法训练，受试者的抑郁和焦虑指数显著降低，这表明充足的脑血氧含量对练功者的情绪具有积极影响。

张宏等的研究还发现，静力性推拿功法训练能够提升下丘脑中与 β-内啡肽合成相关的阿黑皮素原(proopiomelanocortin, POMC)基因的转录水平，并增加血浆中 β-内啡肽的基础含量。这种由神经系统分泌的 β-内啡肽具有减轻焦虑、抑制疼痛和改善练功者情绪状态的作用。功法结合了心理调节、呼吸吐纳及形体活动，注重意气兼备、形神合一的综合锻炼。长期训练能够通过反馈调节加强精神-神经系统的调控能力。姚斐等对 99 名

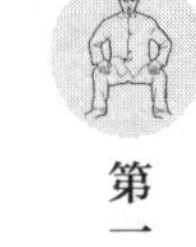

18～22 周岁的大学一年级新生进行了为期 8 周的少林内功训练，并结合睡眠行为认知教育。他们检测了这些学生在训练前后的心率和匹茨堡睡眠质量指数(Pittsburgh sleep quality index，PSQI)评分。结果表明，经过 8 周的少林内功锻炼，功法组的心率(MD＝74.6 次/分)与对照组(MD＝79.4 次/分)相比有显著降低；功法组心率下降量为 5.2 次/分，与对照组相比，差异具有显著意义($P=0.048$)。此外，功法组的 PSQI 评分(MD＝5.1)低于对照组(ND＝7.2)，差异同样具有显著意义($P<0.006$)；功法组 PSQI 评分下降量为 2.2，而对照组下降量为 0.1，两者差异显著($P=0.039$)。这些结果表明，少林内功锻炼能够增强大学生的心功能，改善睡眠质量，并显示出明显的调神效果。

张友健采用 PSQI，运用问卷调查的方式，观察习练少林内功前后女大学生睡眠质量的变化。结果发现，经过 12 周的少林内功练习，各因子累计得分由均值 8.75 下降为 5.57。其中，睡眠质量、入睡时间、睡眠时间、睡眠效率、睡眠障碍等 5 个因子指标均有特别显著的变化($P<0.01$)；日间功能改善因子也有明显变化($P<0.05$)。然而，催眠药物因子因个案而无显著变化。这些结果表明，少林内功具有改善女大学生睡眠质量的作用，对女大学生的身心健康有益，值得推广应用。

另外，王松涛利用智能生理年龄软件进行的测试显示，经过功法锻炼后，参与者的心算速度、计数、跟踪操作、智能生理年龄均得到了明显的改善，他认为推拿功法锻炼是延缓老年人智力减退的一项有效措施。李强等研究者采用近红外线分光光度法对一名资深少林内功锻炼者练功时的脑组织氧饱和度含量、总血红蛋白含量、氧合血红蛋白含量以及去氧血红蛋白含量进行测试，并对其结果进行分析。结果显示，从安静仰卧位转换到安

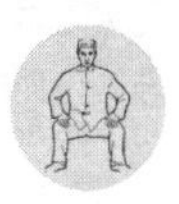

静坐位时，总血红蛋白量和氧合血红蛋白量有显著增加，而在少林内功锻炼时，氧合血红蛋白量略微减少，总血红蛋白量几乎没有变化。此外，虽然少林内功锻炼时总血红蛋白量中的氧合血红蛋白量和去氧血红蛋白的比例略有减少，但在氧饱和度方面，与少林内功锻炼前的安静坐位时相比，少林内功锻炼时仅减少了1%～2%，并未发生显著的变化。结论表明，在资深少林内功锻炼者的实验中，尽管他们要进行强度的等张性肌肉收缩，但是脑内的总血红蛋白量以及氧饱和度一直维持在正常生理范围之内。这进一步表明，通过长期锻炼所形成的"自然呼吸法"可以促使脑组织非常经济地耗氧，有效地抑制血液中的去氧血红蛋白量的增加。因此，正确的、适度的少林内功锻炼法不会影响人体内环境的稳态，反而可以提高脑组织的氧合能力，对人体健康产生积极的影响。

第二章

少林内功主要套路

第一节　功法锻炼常用概念

一、人体基本轴

人体基本轴是人体运动术语，指三个互相垂直的基本轴：①矢状轴（前后方向），即垂直通过"额状面"的轴。②额状轴（左右方向），即垂直通过"矢状面"的轴。③垂直轴（上下方向），即垂直通过"水平面"的轴。

二、水平屈伸

水平屈伸是关节运动的一种，指上臂在肩关节处外展 90°时，向前、向后的运动。向前的运动叫作"水平屈"，向后叫作"水平伸"。大腿在髋关节处亦可以做水平屈伸的运动。

三、环转

环转是关节运动的一种，指运动环节绕额状轴、矢状轴和两者之间的轴连续运动。运动环节描成一个圆锥体，其远端描成圆锥体的底周。

四、屈伸

屈伸是关节运动的一种，指相邻两关节之间的中心部分（运

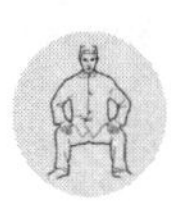

动环节)，在矢状面内绕额状轴运动。向前的运动为屈，向后的运动为伸，如前后摆臂的动作。但膝、踝关节等运动与其他关节运动相反，当膝、踝关节之间的中心部分在矢状面内绕额状轴运动时，向前的运动为伸，向后的运动则为屈。

五、外展内收

外展内收是关节运动的一种，指运动环节在额状面内绕矢状轴运动，其远离正中面的动作称为“外展”，接近正中面的动作称为“内收”。

六、回旋

回旋是关节运动的一种，指运动环节在水平面内，绕其本身的垂直轴旋转。由前向内的旋转叫“旋内”，也称“旋前”，由前向外的旋转叫“旋外”，也称“旋后”。

七、内尺外桡

内尺外桡是人体前臂骨的简称。人体自然站立时，臂下垂，掌心向前，拇指一侧向外，前臂内侧骨为尺骨，外侧骨为桡骨。

八、运动量

运动量指人体在身体练习中所能完成的生理负荷量。运动量是由强度、密度。时间、数量及运动项目的特点等因素构成。这些因素相互联系和制约。改变任何一种因素都会直接影响运动量的大小。

九、运动强度

运动强度是指在规定的时间段内完成体育动作练习的次数

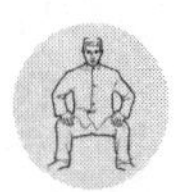

和负荷。

十、运动密度

运动密度是指在单位时间内每个练习占总练习时间的多少。

十一、身体素质

身体素质通常指的是人体肌肉活动的基本能力，是人体各器官系统的功能在肌肉工作中的综合反映，亦可指人体在劳动与生活、运动中所表现出来的力量、速度、耐力、灵敏及柔韧性等机体能力。机体能力的大小决定于肌肉的解剖生理特点、肌肉工作时供能情况、内脏器官及神经系统的调节能力。身体素质经常潜在地表现在人们的生活、学习和劳动中，也表现在体育锻炼方面。身体素质的好坏与遗传有关，但与后天的营养和体育锻炼的关系更为密切，通过正确的方法和适当的锻炼，可以从各个方面提高身体素质水平。

十二、八法

八法是"手、眼、身法、步、精神、气、力、功"八种方法的总称。其运动方式方法要求为：拳(手)如流星，眼似电；腰(身法)如蛇形，步赛粘；精神充沛，气宜沉；力要顺达，功宜纯。即练功要求做到手捷快，眼敏锐，身灵活，步稳固，精神充沛，气下沉，力顺达，功纯青。

十三、十二型

十二型指动、静、起、落、站、立、转、折、快、缓、轻、重 12 种运动方式。以大自然中事物的现象和生物的动态作比喻，可概括为：动如涛、静如岳、起如猿、落如鹊、站如松、立如鸡、转如轮、折如弓、快如风、缓如鹰、轻如叶、重如铁。在动静、起落、转折、快慢、轻重、高低、刚柔、进退、往来、开合、终始、消长、虚实、俯仰、起落、屈伸、蓄发、吞吐的对立转化的具体化中，表现运动鲜明的节奏感，刚柔相推的千变万化。

十四、眼法

所谓“眼法”，就是眼神在各种功法套路动作中配合的方法，它是体现精神的重要手段。静止时要注视远方，视点远而集中，或注视运动方向，伺机待动或追视手动过程，眼随手行并与步法、身法协调一致，达到精神贯注，内外兼修，情技交融之表象，其意在眼中。眼法是通过头颈的转动、目光的聚注与上盘技法共同体现的。眼为心之窗，身之主，审势攻守皆赖之。张孔昭在《拳经拳法备要·周身秘诀十二项》中曰：“眼者，身之主，宜精神注射，破敌全凭之。故认腿认势皆赖乎眼也，兼视一身，上下相顾，前后左右相防。”功法套路演练中，一般要求目随势注，眼随手动。要求“手、眼、身法、步”及“精神、气、力、功”的内外相合。其中，“精、气、神”称为“内三合”，“手、眼、身”称为“外三合”。所以“眼”是外，是指“眼法”而言。

第二节　功前热身及收功

一、功前热身

功前热身也称练功前的准备活动，是指在练功前通过各种练习提高中枢神经系统的兴奋性，使其达到适宜水平，还可加强各器

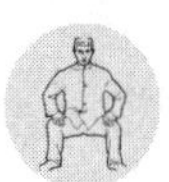

官系统的准备活动，为正式练功进一步做好功能上的准备，能使人体更快地进入练功紧张状态，从而防止肌肉、韧带等损伤的发生。

练功前的准备活动往往先采用一些包括走、跑、跳、徒手操和全身各关节各方向、最大范围的放松运动。这样能普遍提高中枢神经系统的兴奋性，全身的物质代谢水平各器官系统的功能活动及肌肉韧带的柔韧性和弹性，并使体温略微升高，这些都将有助于练功效果的提高。准备活动持续时间的长短、强度的大小应适当，不必做得太久，防止引起疲劳，一般与正式练功之前有 2～3 分钟的间隔较为适宜。

通常情况下，在推拿练功前的一套准备运动由关节运动和马步冲拳两部分组成。

（一）关节运动

1. 颈部运动

（1）前后屈伸运动。腿直立、稍宽于肩、两手叉腰，大拇指向后，两脚尖稍外撇、双眼平视前方，此为预备姿势。身体保持正直，抬头后仰望天空，然后还原为预备姿势，低头俯视地面，再还原为原姿势（图 2－2－1）。如此做 4～8 次。

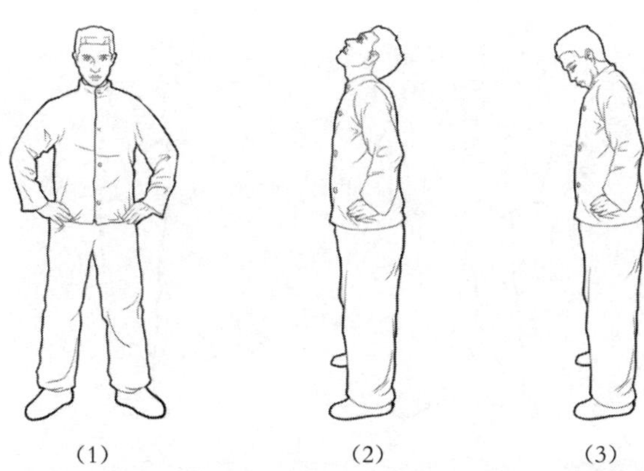

(1)　(2)　(3)

图 2－2－1　颈部前后屈伸运动

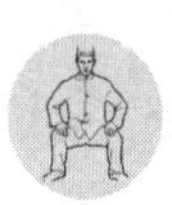

（2）左右侧转运动。身体保持正直，头向左转至最大限度，目视左肩，然后还原成预备姿势，头向右转至最大限度，目视右肩，再还原成预备姿势（图 2－2－2）。如此做 4～8 次。

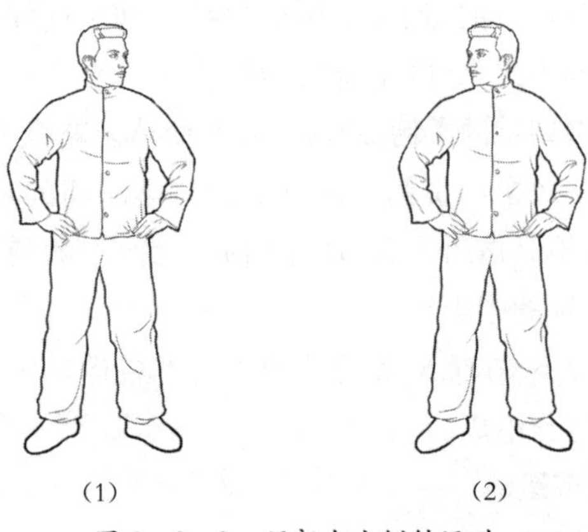

（1）　（2）

图 2－2－2　颈部左右侧转运动

（3）左右斜屈运动。身体保持正直，低头俯视地面，然后头向左上转至最大限度，然后还原成预备姿势，低头俯视地面，然后头向右上转至最大限度，然后还原成预备姿势（图 2－2－3）。如此做 4～8 次。

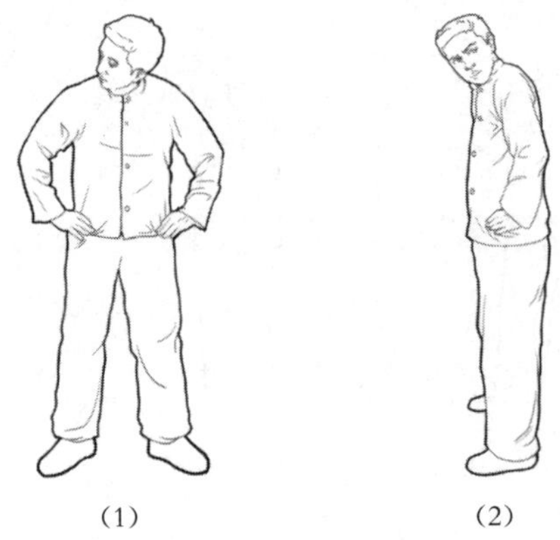

（1）　（2）

图 2－2－3　颈部左右斜屈运动

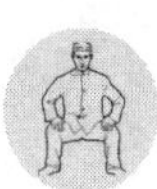

(4) 左右旋转运动。先左后右，以左为例：缓慢低头，颈部前屈，向左旋转，继而缓慢抬头，仰头颈后屈，转向右侧，然后还原成预备姿势(图 2-2-4)。如此各做 4～8 次。

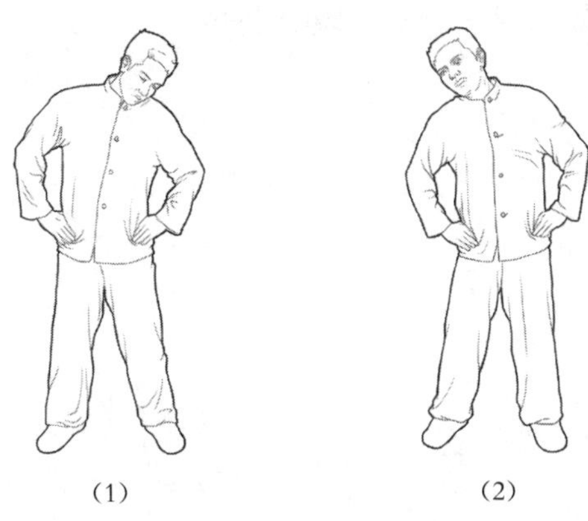

(1)　　(2)

图 2-2-4　颈部左右旋转运动

2. 肩部运动

(1) 前后旋转运动。身体自然站立，双眼平视前方，两手分别置于肩前。然后依次向前、后做肩部旋转运动，然后还原成预备姿势(图 2-2-5)。如此各做 4～8 次。

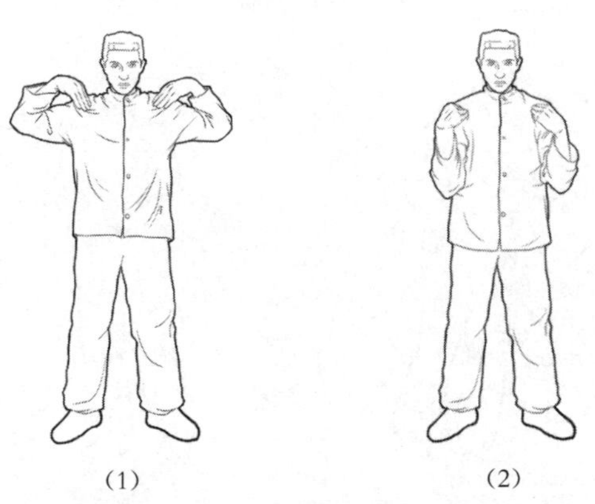

(1)　　(2)

图 2-2-5　肩部前后旋转运动

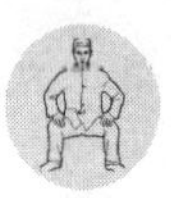

（2）内外旋转运动。身体自然站立、双眼平视前方、两手分别置于肩前、做肩部内外旋转运动。向上时尽可能向上方抬起，向前时双臂相并，背部尽量展开，向后时胸部展开、两肩胛骨尽量向脊柱靠拢（图 2－2－6）。如此各做 4～8 次。

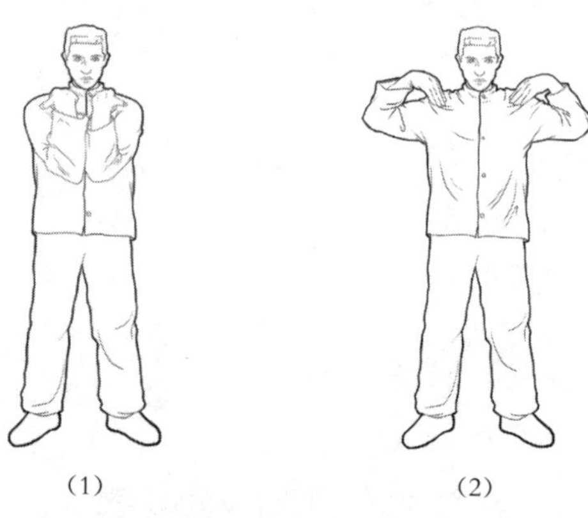

（1）　　（2）

图 2－2－6　肩部内外旋转运动

3. 腕部和踝部运动

双手十指交叉，做腕部环绕运动，同时配合单脚踝部的环绕运动，抬起左脚跟，做环绕运动，顺时针、逆时针各 10 圈。而后换右脚操作（图 2－2－7）。如此各做 4～8 次。

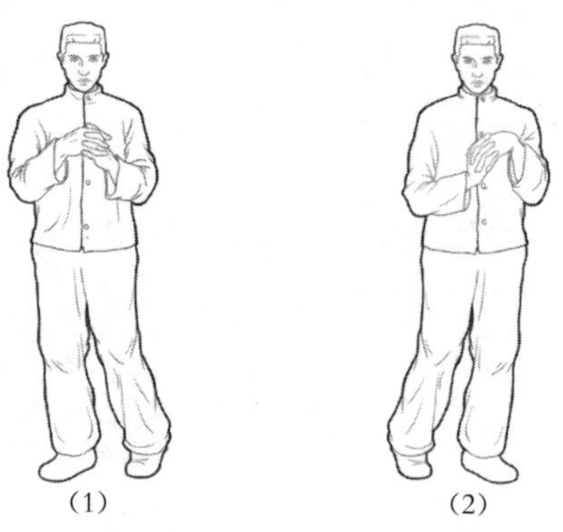

（1）　　（2）

图 2－2－7　腕部和踝部运动

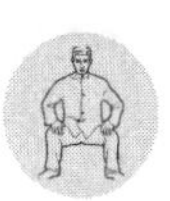

4. 腰部运动

（1）左右侧屈运动。分腿直立，稍宽于肩，双手叉腰，大拇指朝后，两腿伸直，两脚不动，双手用力向左、右推动骨盆，做侧屈运动（图 2－2－8）。左右各做 4～8 次。

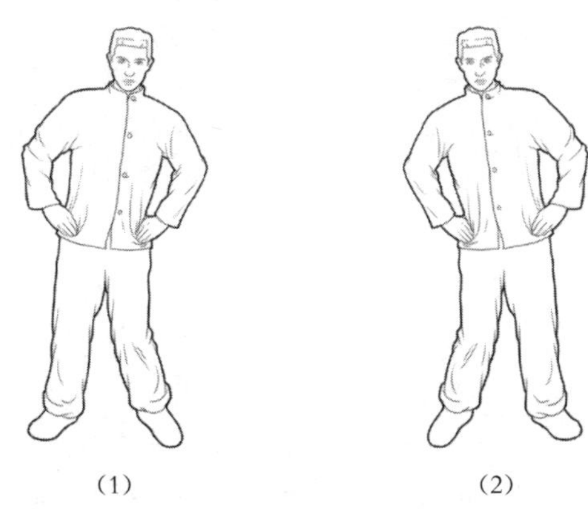

（1）　　（2）

图 2－2－8　腰部左右侧屈运动

（2）前后伸屈运动。分腿直立，稍宽于肩，双手叉腰，大拇指朝后，两腿伸直，两脚不动，双手用力向前、后推动骨盆，做前后伸屈运动（图 2－2－9）。前后各做 4～8 次。

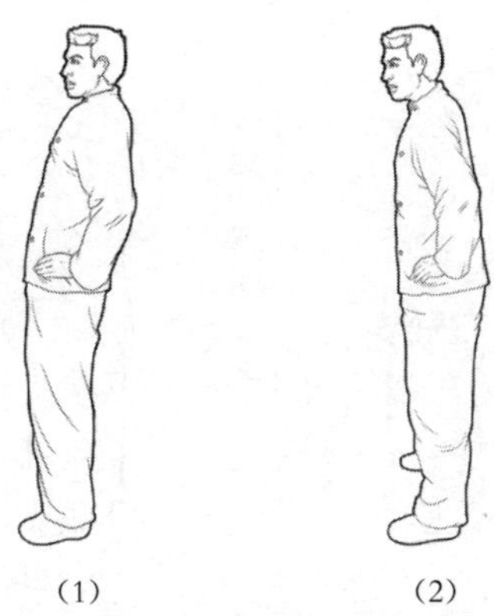

（1）　　（2）

图 2－2－9　腰部前后伸屈运动

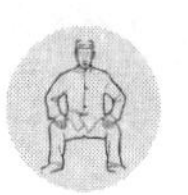

5. 髋部旋转运动

自然站立，两手叉腰，手与腰部一起做扭腰画圈状运动、顺时针、逆时针各做 4～8 圈(图 2－2－10)。

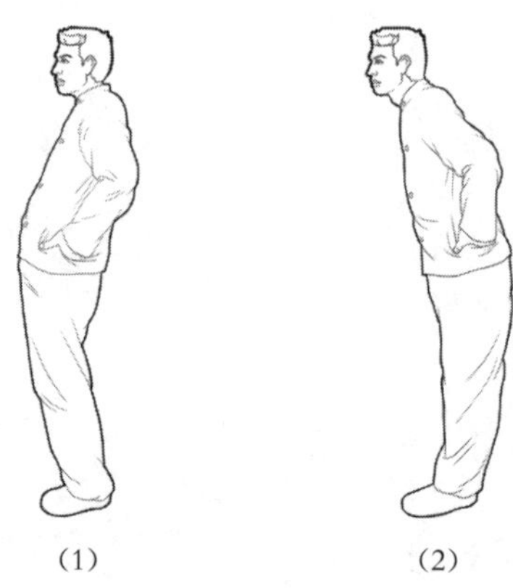

(1)　　(2)

图 2－2－10　髋部旋转运动

6. 膝部运动

(1) 左右旋转运动。两脚并拢，屈膝半蹲，两手扶膝，轻轻转动膝部，可以先从左至右转动、再从右至左转动，各自转动或交替转动 4～8 圈(图 2－2－11)。

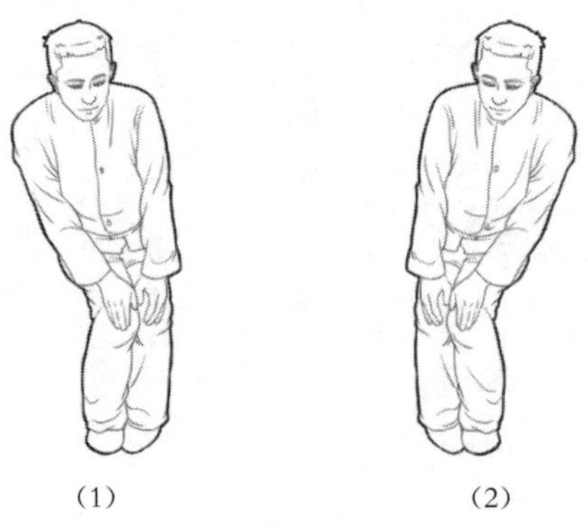

(1)　　(2)

图 2－2－11　膝部左右旋转运动

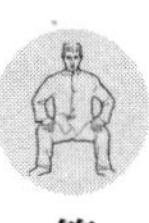

(2) 上下屈伸运动。两脚并拢，两手扶膝，屈膝下蹲，挺膝直立，膝关节上下屈伸 4～8 次(图 2－2－12)。

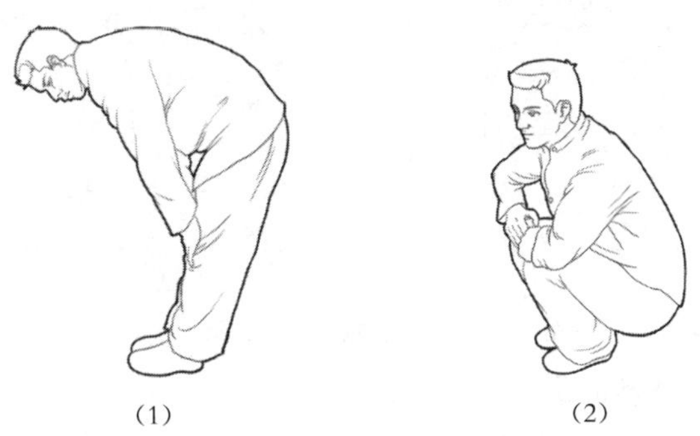

(1)　　(2)

图 2－2－12　膝部上下屈伸运动

(3) 抱膝压髋运动。双下肢自然并拢，双手叉指合掌托住胫骨近端前方，屈膝下蹲压髋，臀部轻击足跟 4～8 次(图 2－2－13)。

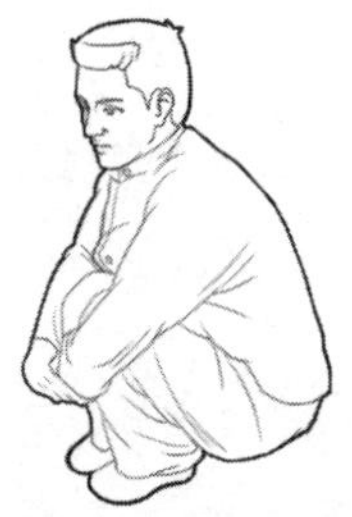

图 2－2－13　抱膝压髋运动

(4) 伸膝弯腰运动。双下肢自然并拢、屈膝下蹲、双手紧握脚踝，然后做伸膝弯腰运动、弯腰时双膝挺直，下蹲时臀部紧贴足跟，如此屈伸 4～8 次(图 2－2－14)。

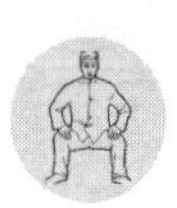

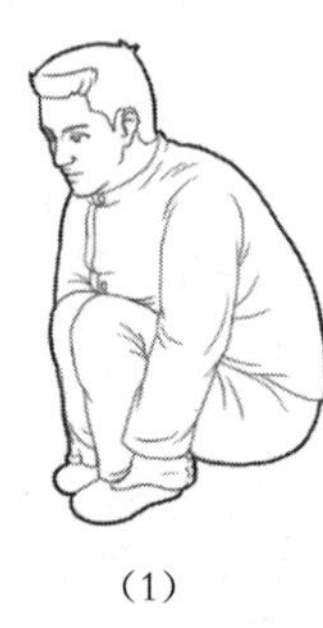

(1)

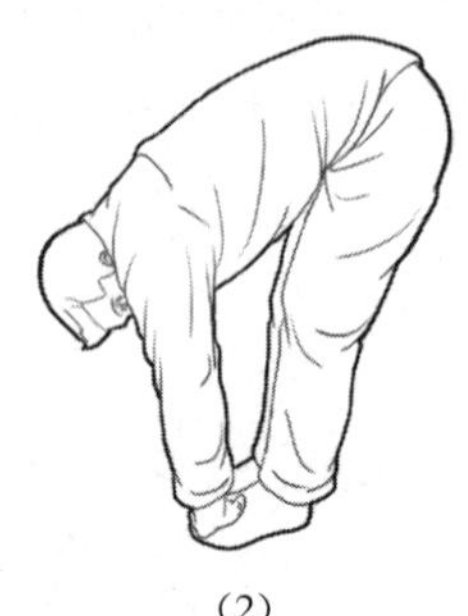

(2)

图 2-2-14　伸膝弯腰运动

（二）马步冲拳

(1) 预备式。两脚并拢，两手自然放于身体两侧，身体自然站正，两眼平视，呼吸自然，思想平和(图 2-2-15)。

左脚向左开一大步，两脚之间距离为本人脚长的 3 倍(图 2-2-16)。

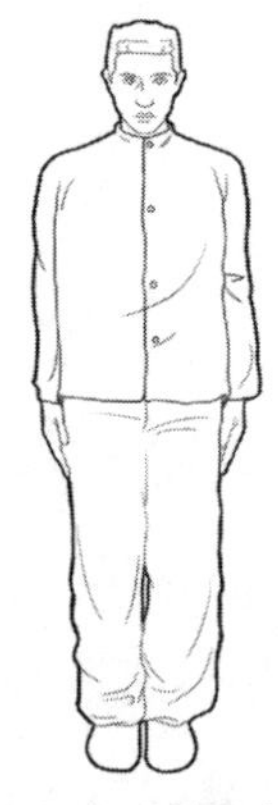

图 2-2-15　身体自然站正

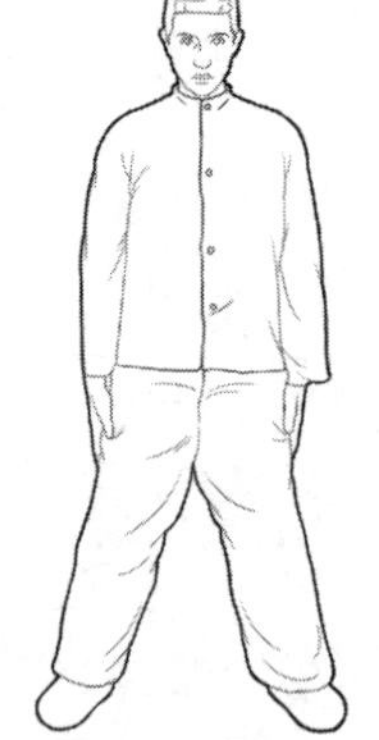

图 2-2-16　左脚向左开一大步

屈膝屈髋下蹲，膝不超过脚尖，大腿与地面的夹角大于 90°。上身端正，两手虎口反叉在两膝关节上方(图 2-2-17)。

两手端平，两手与肩等高，与胸等宽(图 2-2-18)。

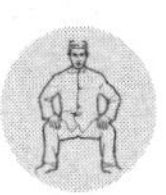

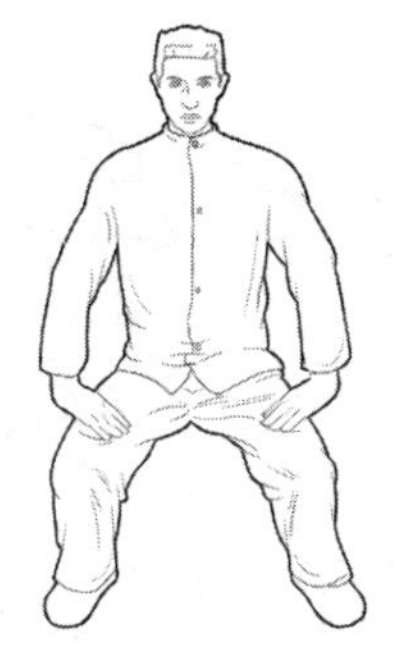

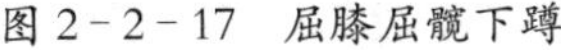

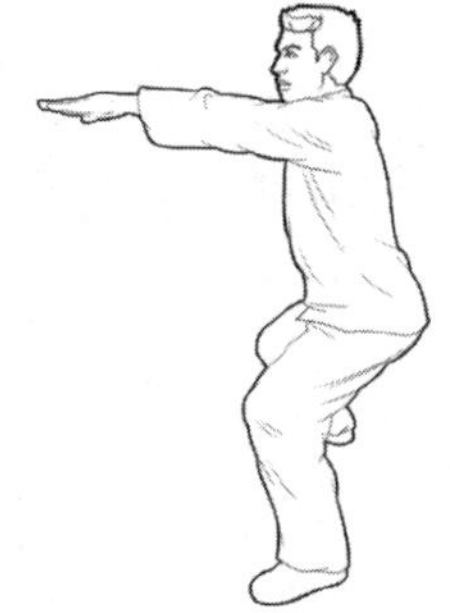

图 2-2-17 屈膝屈髋下蹲　　图 2-2-18 两手端平

两手握拳，分别置于腰部两侧(图 2-2-19)。

(2) 冲右拳。向左拧腰，右肩松顺，伸右肘，快速旋右臂，右拳用力向前冲出，同时，左拳快速收回腰部(图 2-2-20)。

(3) 冲左拳。向右拧腰，左肩松顺，伸左肘，快速旋左臂，左拳用力向前冲出，同时，右拳快速收回腰部(图 2-2-21)。

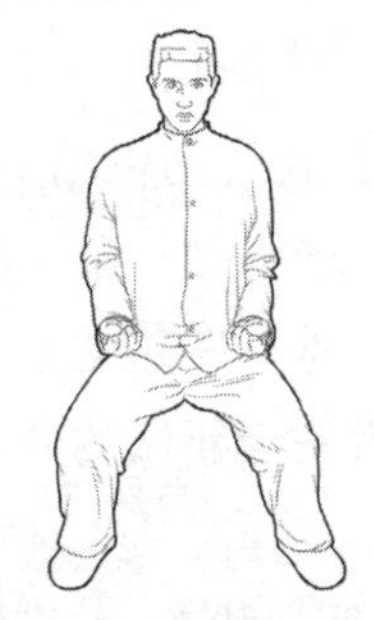

图 2-2-19 两手握拳置于腰部两侧

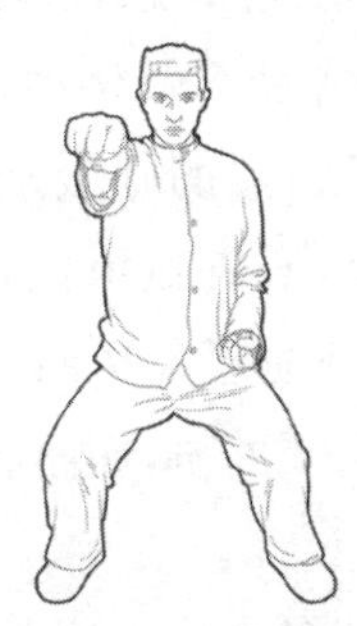

图 2-2-20 冲右拳

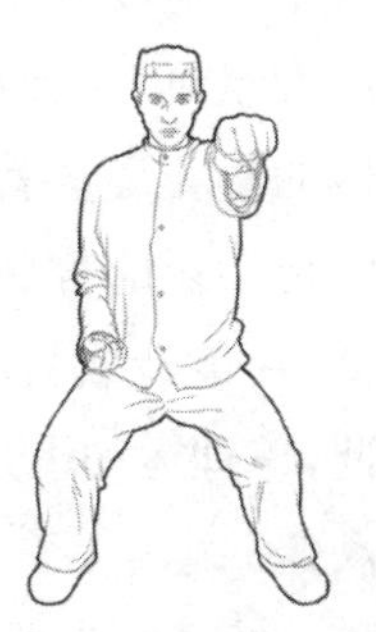

图 2-2-21 冲左拳

(4) 收式。两手端平，吸气屈肘回胸，呼气下按，伸膝起立，身体复原(图 2-2-22)。

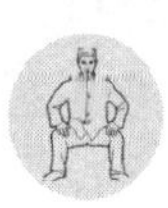

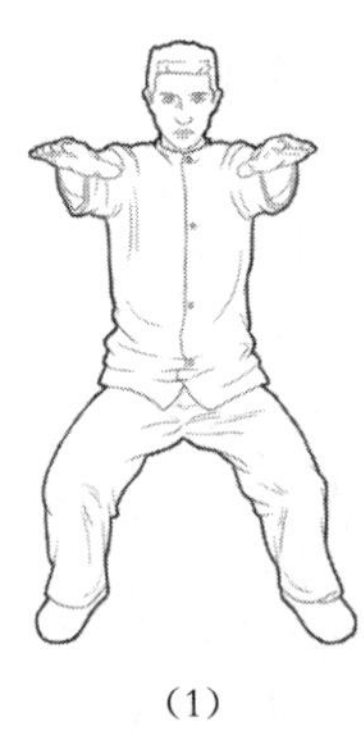

(1)

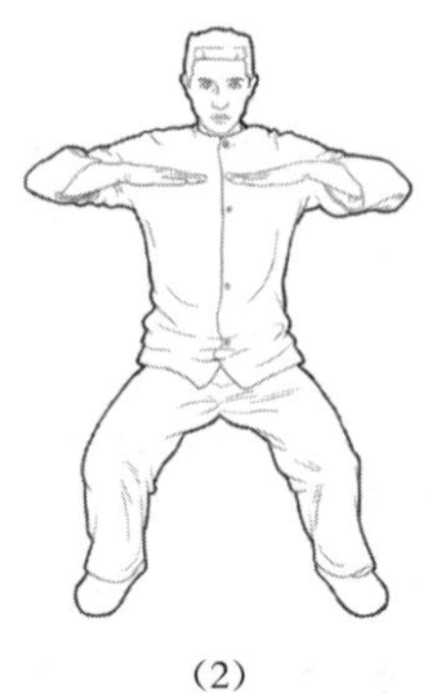

(2)

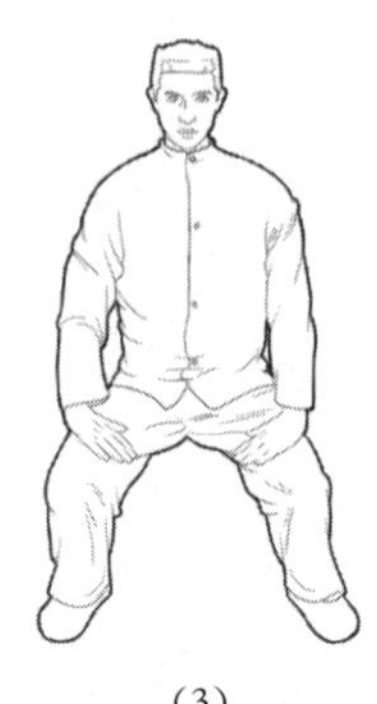

(3)

图 2－2－22　收式

二、收功

收功也称为练功后结束活动或整理活动，可消除疲劳，促进体力恢复。在各种运动之后进行整理运动可使人体更好地由紧张的运动状态过渡到安静状态，练功中能量消耗较大需要供应大量氧气，如果练功结束不做整理运动而突然静止下来，身体的静止姿势就妨碍了强烈的呼吸动作，影响氧气的供给，同时也会影响静脉血回流，心脏血液的输出量因而减少，血压降低，可能造成暂时性脑缺血现象从而产生一系列不良感觉。因此，整理运动不是可有可无的事，而是在练功后一定要做的必备动作。

练功结束要收功，让身心从气功态恢复到平常状态，可采用自然收功或强制收功。自然收功适用于单次练功的时间足够长，练功强度逐渐趋缓直至停止，身体脏腑经络系统逐渐从练功态转变为平常态。在自然收功之前，可以做一些自发性的收功动作如绕腹转圈（图 2－2－23）、浴面理头（图 2－2－24）等。

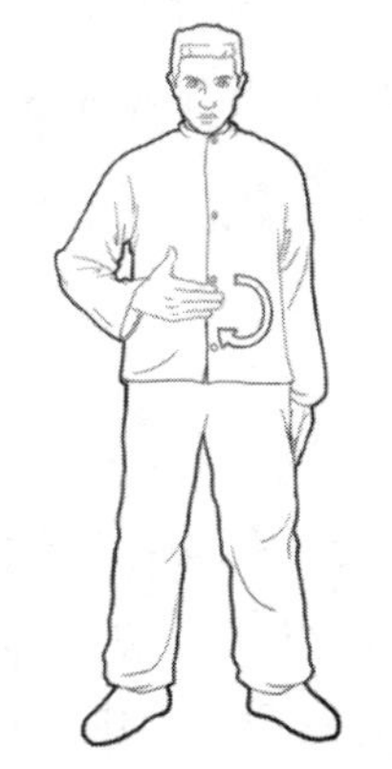

图 2-2-23 绕腹转圈

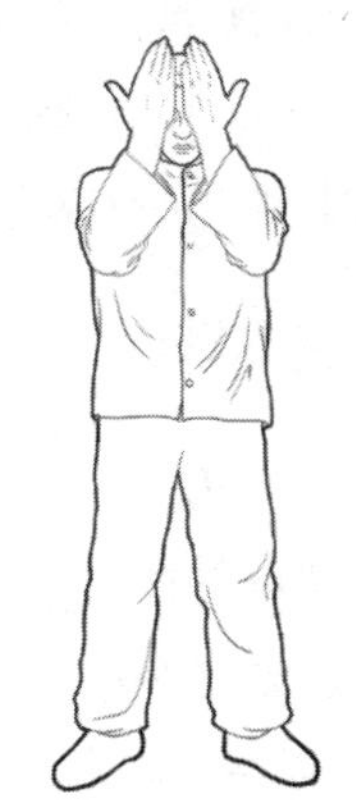

图 2-2-24 浴面理头

强制收功适用于练功时间短，尚未达到自然收功需要停止练功。要求大脑先发出明确的停止练功的意念，动作逐渐减缓和停止。此时，必须做些人为的收功动作，如绕腹转圈、浴面理头等。练功后放松可以选择性使用关节运动中的各部分运动。或者内功推拿中的常规操作。练功后身体出汗时，应避免吹风着凉。也不要立刻坐下或躺下休息、建议适当散步。练功后可适当饮水，休息30分钟后进食。

第三节 基本动作

拳、掌二种手型是习练者首先学习的最重要的基础动作。初学者一定要反复、认真地练习。拳型要求如下，左臂斜上举，呈八字掌型。四指逐节按顺序向掌心内卷扣，拇指不动。拇指内扣，以内侧面压贴示、中指第二指节上呈方拳状，拳面平（俗称卷饼式握拳法）。掌型有以下几种：①八字掌，以左立掌侧平举

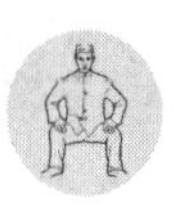

为例，四指并拢伸直，拇指外展似八字。②柳叶掌，以左柳叶掌为例，四指并拢伸直，拇指内扣，呈柳叶状，此掌型似柳叶，掌向拇指一侧上挑、沉腕成立掌。

一、基本裆势

（一）站裆势

站裆势是少林内功功法中最基本的站桩功，其具有扶助正气和行气活血的作用，久练能以意运气，以气生劲，劲循经络达于四末，增强指、臂、腰、腿的功力。同时有调整内脏功能和祛病延寿的作用(图 2-3-1)。

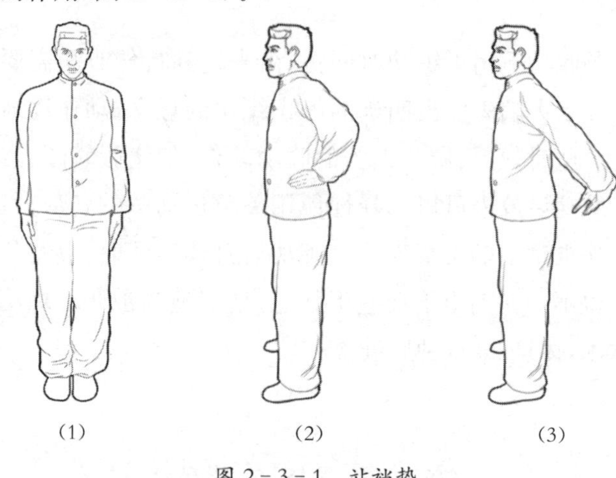

(1)　　(2)　　(3)

图 2-3-1　站裆势

(1) 动作姿势。预备姿势并步，头如顶物，两目平视，口微开，舌抵上腭，下颏微收，含胸舒背，蓄腹收臀直腰，两手臂自然下垂于身体两侧，五指并拢微屈，中指贴近裤缝，两脚相靠，足尖并拢，保持身体正直，心平气静。

下肢动作：腿向左平跨一步，两腿之间距离宽于两肩，双足尖略收成内八字形。两足跟踏实，十趾抓地，两股用力内夹，运

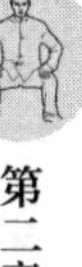

用霸力，劲由上贯下注足。

上肢动作：手叉腰，微挺胸，收腹收臀，两肩向后夹紧。两手后撑，挺肘屈腕，肩腋放松，四指并拢，拇指外分。

(2) 动作要求。头顶平，目前视，勿左右顾盼。两下肢膝关节伸直，不可屈曲。两手虎口叉腰时，四指在前，大拇指在后，两肩尽量向内夹紧。两手后伸达30°以上，勿屈肘。腕关节尽量背屈。两手臂内旋，四指指尖朝下。

(3) 锻炼要诀。三直四平，精神贯注，呼吸随意。

(二) 马裆势

马裆势是少林内功功法中锻炼下肢的基础功法，即所谓"练架子"的功夫。其能调和内脏，固神元，使气血循经络贯于四末。久练能由内向外发力，故能增强腿、足、臂等力，使筋骨强健，脏腑坚固(图2-3-2)。

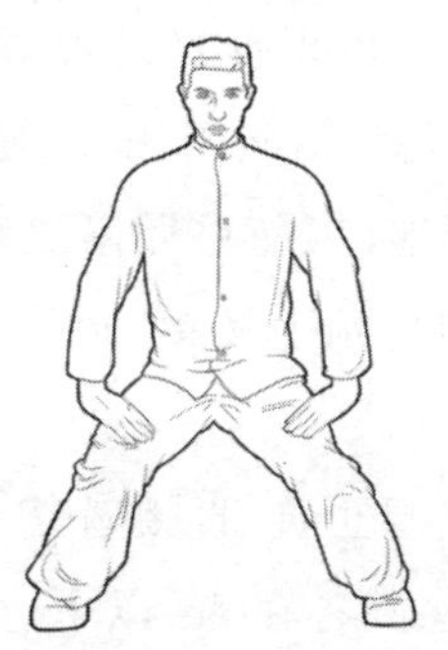

图2-3-2 马裆势

(1) 预备姿势。预备姿势同上。下肢动作：足向左平跨一步，两足踵距离较肩为宽；屈膝屈髋下蹲，两手虎口按于大腿前膝上处。上肢动作：手叉腰，挺胸塌臀；两手后撑同前站裆。

(2) 动作要求。马裆势屈膝屈髋下蹲的角度为45°以下。两足尖稍内扣或平行不得外撇。头顶平，两目平视，挺胸直腰，上身

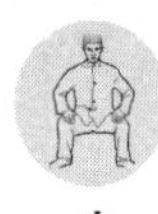

勿前倾。呼吸自然随意，锻炼时重心放在腰部，使气下沉于丹田。

（三）弓箭裆势

弓箭裆势是少林内功功法中锻炼裆势的重要运功之一。其能提神顺气，活血通络，使内外坚固（图2－3－3）。

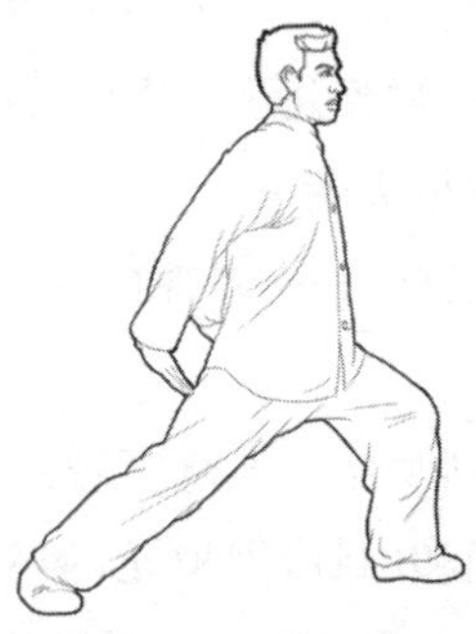

图2－3－3 弓箭裆势

（1）动作姿势。预备姿势如前。下肢动作：足向右前方或右足横跨一大步，两脚距离可根据自己长短取其自然；身向右转，在前之右腿屈膝半蹲，足尖微向内扣，左腿在后，膝部挺直，略向外撇，脚跟必须踏实着地，为前弓后箭之势。上肢动作：身略前俯，重心下沉，臀须微收，两手叉腰；两手臂后撑，挺肘，屈腕，掌根蓄劲。

（2）动作要求。上身正直，直腰塌臀。全神贯注，虚领顶劲，呼吸随意。前腿屈膝屈髋各在45°以下，小腿垂直地面，膝尖不超过足尖。后腿膝关节伸直勿屈曲。反手叉腰，两手后撑，腕关节背屈同前势。

（四）磨裆势

磨裆势少林内功功法中换步锻炼裆势的动作（图2－3－4）。

（1）动作姿势。预备姿势与弓箭势同。上身略向前俯，重心下沉，臀部微收，右手仰掌护腰，左手俯掌屈肘向右上方推出，掌

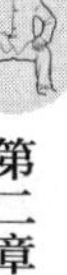

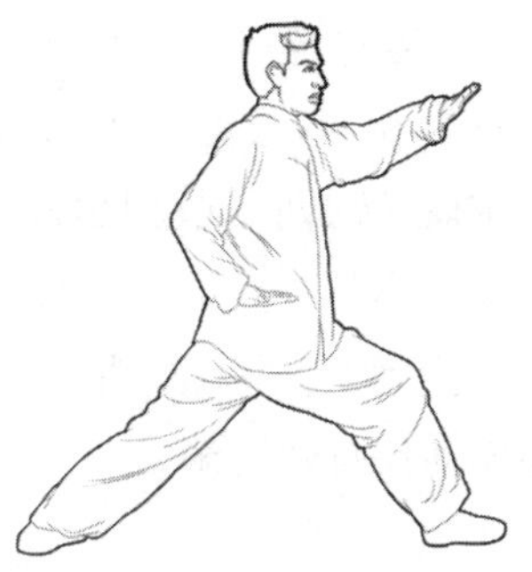

图 2-3-4 磨裆势

根及臂外侧徐徐向左方磨转，同时身随向左旋转，右弓步演变成大弓步。待全势由右转左后，即左俯掌变仰掌收回护腰，右仰掌立变俯掌屈肘向左上方推出（两掌在一收一出之际于胸处交会），慢慢向右磨转，左弓步随变右弓步。

（2）动作要求。推掌时宜屈肘。两掌于胸前交会、收发。磨转时须掌根及臂外侧运劲。往返动作须徐徐运劲进行。

（五）亮裆势

亮裆势是少林内功功法中换步锻炼裆势。经常锻炼能使气血周流，百脉通畅，劲贯全身。具有强筋壮骨、内坚外实作用（图 2-3-5）。

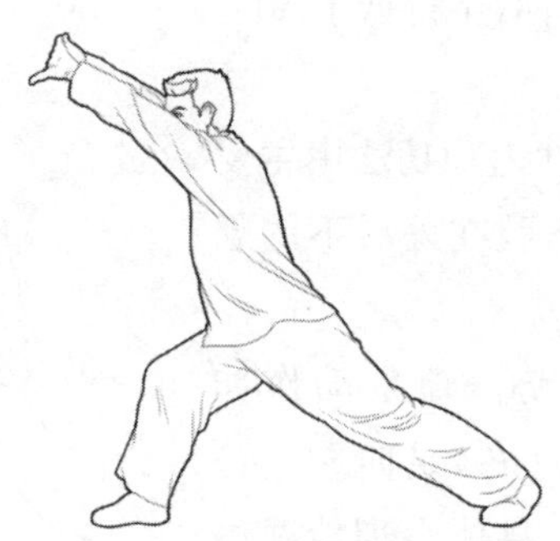

图 2-3-5 亮裆势

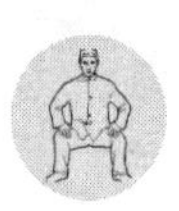

(1) 动作姿势。预备姿势与弓箭裆势同。在弓箭裆势的基础上,两手向上亮掌,指端相对,掌心朝上,目注掌背,上身略前俯,重心下沉,换步时向右转,两掌收回由腰部向后,再返上亮掌,左右同之。

(2) 动作要求。两手上举掌须高过头。上身前倾,使背与下肢成直线。转身与变换动作自然协调。

(六) 并裆势

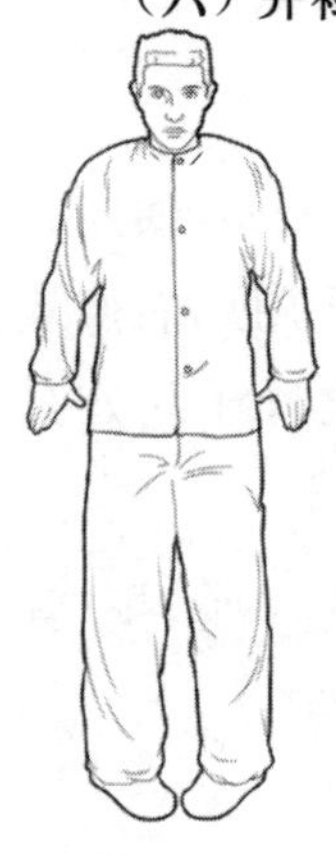

图 2-3-6 并裆势

并裆势是少林内功功法中的基础裆势之一。主要锻炼两下肢的“霸力”(图 2-3-6)。

(1) 动作姿势。预备姿势同前。下肢动作:足跟向外蹬,足尖相拢成内八字形;两足踏实,五趾抓地,两膝伸直,两股内收夹紧。上肢动作:手叉腰,两肩向内夹紧;双手挺肘屈腕后伸,掌心朝下,四指并拢,拇指外分。

(2) 动作要求。挺胸收腹,上身正直,下颏微内收,两目平视,呼吸平稳,全神贯注。两足跟尽量外展,两足尖之间的夹角不得小于 90°。两下肢用劲内夹,膝关节不得屈曲。两肩胛向背柱靠拢,两臂尽量后伸,不得低于 30°。

(七) 大裆势

大裆势是少林内功功法中主要裆势,可锻炼两下肢在外展下的霸力(图 2-3-7)。

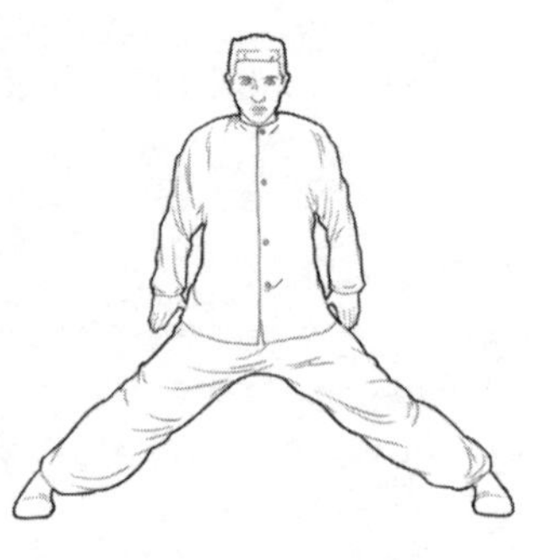

图 2-3-7 大裆势

(1) 动作姿势。预备动作如前。下肢动作:左(右)足向左(右)分开(可根据每人身体生理情况尽可能外展);膝直足实,两足尖内扣,

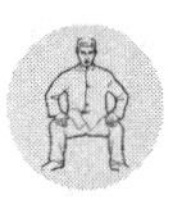

足跟外蹬。上肢动作：手叉腰，两肩须夹紧；两手后撑（要求同前）。

（2）动作要求。挺胸直腰，头顶平，目须前视。两膝伸直勿屈曲。两足间的距离不得小于本人5个足的长度。两足尖不得外撇。

（八）悬裆势

悬裆势是少林内功功法中锻炼下肢功力难度最高的裆势，必须在有马裆基本功的基础上才能练此功，又称"大马裆"（图2-3-8）。

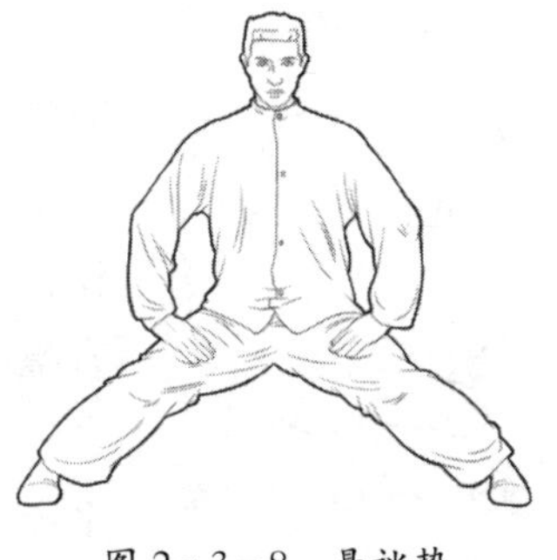

图2-3-8 悬裆势

（1）动作姿势。预备姿势如前。下肢动作：足向左横开一大步，两脚尖微向内扣或平行，两脚跟微向外蹬，两足距离比马裆宽；屈膝屈髋下蹲，两手平放两胯处，虎口朝内。上肢动作：手叉腰，两肩须夹紧，两肘向后；两手后伸，肘欲直，腕欲屈，两手指并拢，拇指外分。

（2）动作要求。上身挺胸直腰，收腹，微微前倾，重心放在两腿之间，使气下沉，呼吸随意。屈髋屈膝须在45°以下，使大腿平行于地面。下蹲时两膝尖不得超过足尖。两脚之间距离为本人5～6个足的长度。

（九）低裆势

低裆势是少林内功功法中锻炼下肢功力的姿势，又称为蹲裆（图2-3-9）。

（1）动作姿势。预备动作如前。下肢动作：五趾着地，足尖并拢，屈膝下蹲，足跟外蹬，上身下沉，臀部后坐；上肢动作：两手握拳前举，肘欲微屈，拳心相对。

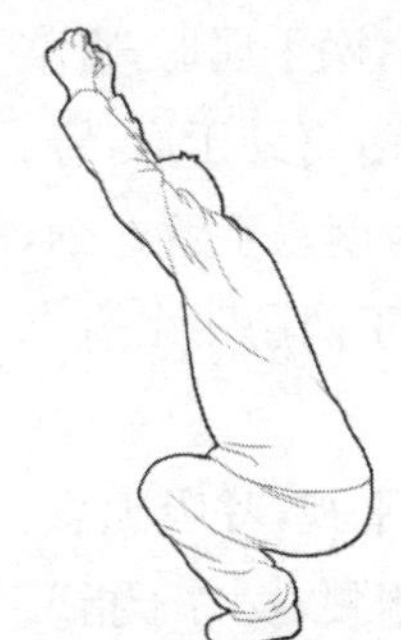

图2-3-9 低裆势

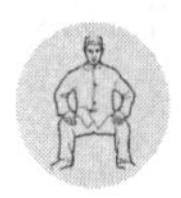

（2）动作要求。上身正直，头顶平，目须平视。下坐时，臀部紧贴后跟，不可着地。两足踏实，足跟不可提起。两手前举过头，手臂尽量上举。

（十）坐裆势

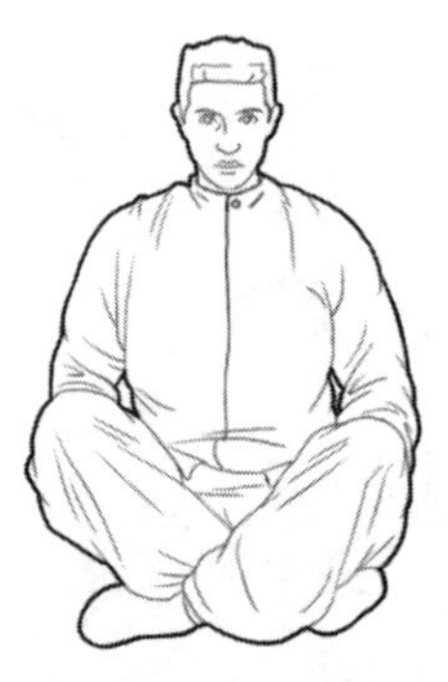

图 2－3－10　坐裆势

坐裆势是少林内功功法中坐盘功架（图 2－3－10）。

（1）动作姿势。预备动作如前。下肢动作：腿向左前方跨一步，两脚交叉；盘膝而坐，脚外侧着地，臀部坐于足跟。上肢动作：手叉腰，双肩须向内夹紧；两手后撑，肘直腕屈，两手掌心朝下。

（2）动作要求。上身微前俯，保持身体平衡。头顶平，两目平视，全神贯注。

二、姿势锻炼法

（一）“前推八匹马”

“前推八匹马”是少林内功功法中以腰部为主的锻炼手臂、指端活力的功法，能增强两臂蓄劲和指端功夫。久练则能宽胸理气，通三焦，活关节，壮骨骼，并能健运脾胃，使百脉流通，达到精神充沛，正气旺盛的目的（图 2－3－11）。

（1）动作姿势。预备姿势：站好指定的裆势，两手屈肘，直掌于两胁，待势。两掌心相对，拇指伸直，四指并拢，蓄劲于肩、臂、指端，使两臂徐徐运力前推，以肩与掌成直线为度。手臂运劲，拇指上翘，指端与手臂成直线，慢慢屈肘，收回于两胁。由直掌化俯掌，两臂后伸，下按，回于站裆势。

（2）动作要求。胸须微挺，头勿侧盼，两目平视，呼吸随意。以气催力，运劲于臂，贯于掌达于指，所谓“蓄劲于腰，发力于指”。

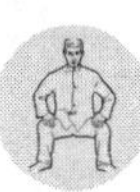

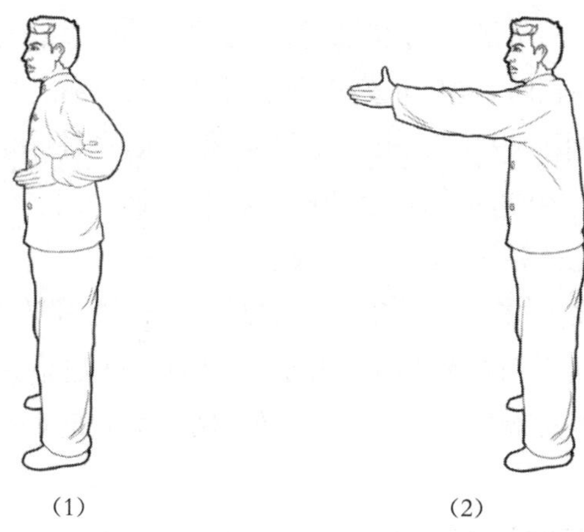

(1)　　　　(2)

图 2-3-11 “前推八匹马”

（二）“倒拉九头牛”

“倒拉九头牛”是少林内功功法中锻炼两臂之悬劲与掌之握力的主要姿势。久练则能疏通经络，调和气血，使阴阳相对平衡，达到健肺益肾、内外坚固、扶正驱邪的目的(图 2-3-12)。

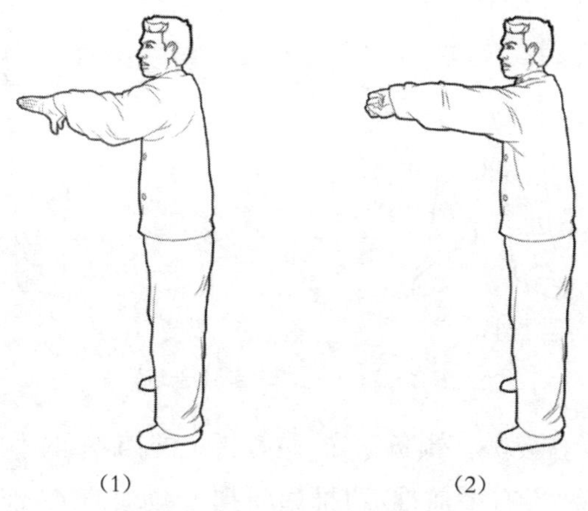

(1)　　　　(2)

图 2-3-12 “倒拉九头牛”

（1）动作姿势。预备动作：站好指定裆势，两手屈肘，直掌于

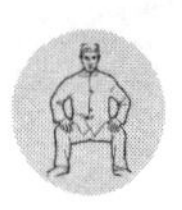

两胁，待势。两掌沿两胁前推，边推边将拇指缓缓向下，渐渐内旋，待手臂伸直时，虎口正好朝下指端朝前。四指并拢，拇指用力外分。五指向内屈收，由掌化拳如握物状，劲注拳心，旋臂，拳眼朝上，紧紧内收，徐徐行至两胁。将拳收回，变直掌下，两臂后伸，回于指定裆势。

（2）动作要求。思想集中，全神贯注，以意引气，使气随意。前推时，肘、腕伸直，勿抬肩，力求手与肩平。边推边将前臂内旋，边收边将前臂外旋，动作要协调。两臂后拉时两拳须尽量握紧，不可松劲。

（三）“单掌拉金环”

“单掌拉金环”是少林内功功法中单手锻炼臂之悬劲及掌之握力之势（图 2－3－13）。

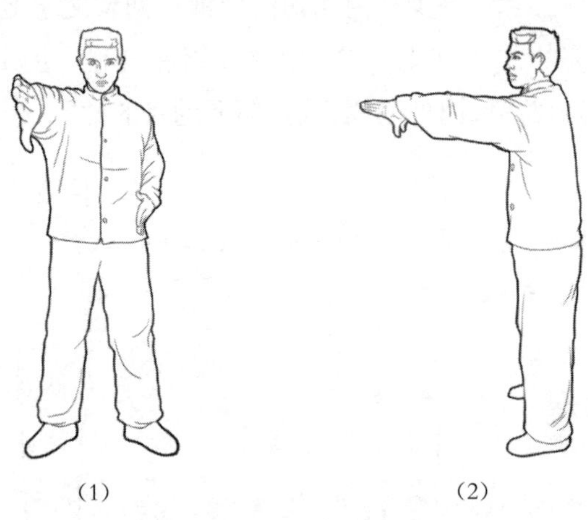

(1)　　(2)

图 2－3－13 “单掌拉金环”

（1）动作姿势。预备动作：站好指定的裆势，两手屈肘，直掌于两胁，待势。右手前推，边推边将拇指缓缓向下，前臂渐渐内旋，待虎口正朝下时，掌心朝外，四指并拢向前，拇指外分。五指内收握拳使劲注拳心，旋腕，拳眼朝上，紧紧内收，似成直掌护

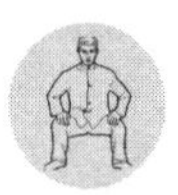

胁。左手动作与右手相同。继上势后可两手同时进行锻炼。

(2) 动作要求。身体勿随意偏斜。头勿侧盼,两目平视。呼吸随意。臂欲蓄劲,掌侧发力。肘腕指伸直勿抬肩,力求手与肩平。

(四)“凤凰展翅”

“凤凰展翅”是少林内功功法中锻炼肩、臂、肘、腕、指端的基本姿势。其对腕指之功夫大有助益,久练则能调和内脏,有助胸廓的展开,从而增加气劲和悬力(图 2－3－14)。

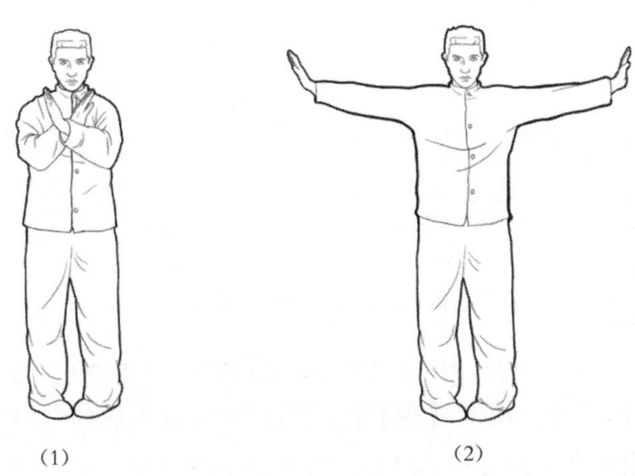

(1)　　(2)

图 2－3－14　“凤凰展翅”

(1) 动作姿势。预备动作:站好指定裆势,两手屈肘上行,处于上胸部成立掌交叉,待势。由立掌化为俯掌,腕欲屈曲,四指并拢,拇指外分,指欲上翘,两臂运劲缓缓向左右外分。两掌旋腕,屈肘内收,两侧蓄劲着力,徐徐收回,使掌心逐渐相对,处于胸前交叉立掌。由上胸之立掌化俯掌下按,两臂后伸,回于指定裆势。

(2) 动作要求。上身正直,头如顶物,目欲平视。切勿抬肩,呼吸随意。两臂松沉,运气发劲。所谓“蓄劲如开弓,发劲如放

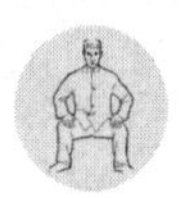

箭”,使气随意,以气发劲,劲循臂贯于腕达于指。

(五)“霸王举鼎”

“霸王举鼎”是少林内功功法中锻炼两臂向上挺力之势(图2-3-15)。

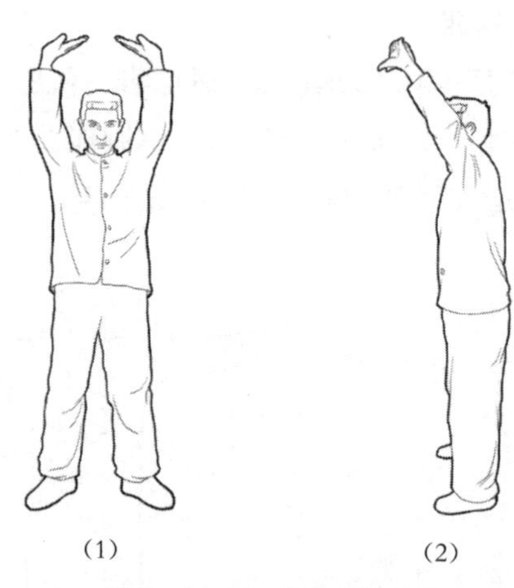

(1)　　　(2)

图2-3-15　“霸王举鼎”

(1) 动作姿势。预备动作:站好指定的裆势,两手屈肘仰掌于腰部,待势。两掌缓缓上托,掌心朝天,过于肩部,掌根外展,指端由左右向内旋转,虎口相对,犹如重物徐徐上举,指端相对,四指并拢,拇指外分。旋腕翻掌,指端朝上,掌根相对拇指外分,蓄力而下,渐渐收回腰部。在腰部之仰掌化俯掌下按,两臂后伸,回于指定裆势。

(2) 动作要求。上身正直,勿倾斜,两目平视,头勿盼顾。上举时,两膝勿松,劲欲含蓄。收回动作缓慢,劲勿松。

(六)“两手托天”

“两手托天”是少林内功功法中上举锻炼之势(图2-3-16)。

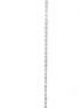

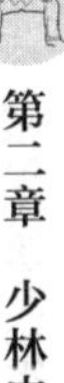

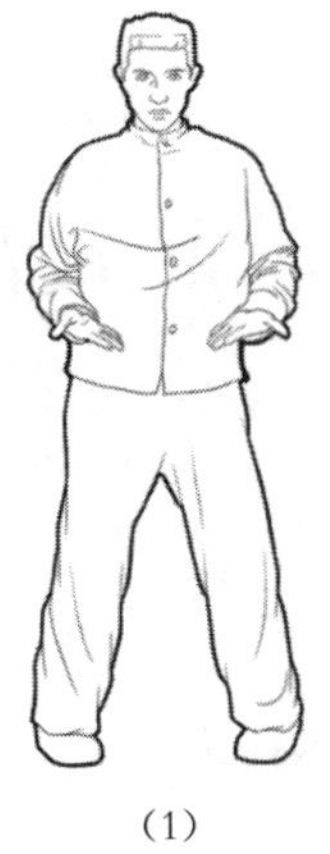

(1)

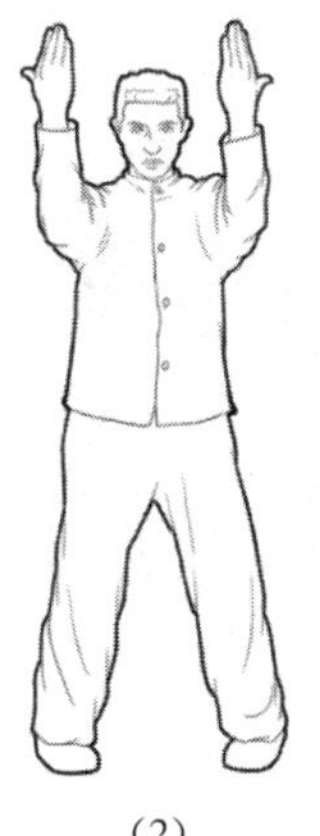

(2)

图 2-3-16 “两手托天”

(1) 动作姿势。预备动作:站好指定的裆势,两手屈肘仰掌于腰部,待势。两仰掌上托掌心朝天,指端着力缓缓上举至肘直。拇指向外侧运劲,四指并拢,掌根蓄力,屈肘徐徐而下,收回腰部。由仰掌在腰部变俯掌下按,两臂后伸,回于指定的裆势。

(2) 动作要求。头如顶物,两目平视,上举肘欲伸直。手上举须外旋前臂,使手背朝前。运劲时,四指并拢,大拇指伸直与四指外分。肘关节伸直勿屈。

(七)“顺水推舟”

“顺水推舟”是少林内功功法中锻炼手臂前推旋劲之势(图 2-3-17)。

(1) 动作姿势。预备动作,站好指定裆势,两手屈肘直掌于胁部,待势。两直掌运劲徐徐向前推出,边推边掌根外展,虎口朝下,四指并拢,拇指外分,由外向内旋转至肘直,指尖相对。五指端慢慢向左右外旋,恢复直掌,四指并拢,拇指运劲后翘,指端着力,屈肘蓄力而收,成仰掌护腰。由直掌化俯掌下按,两臂后伸,回于指定裆势。

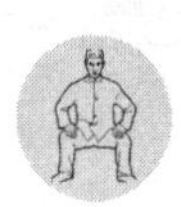

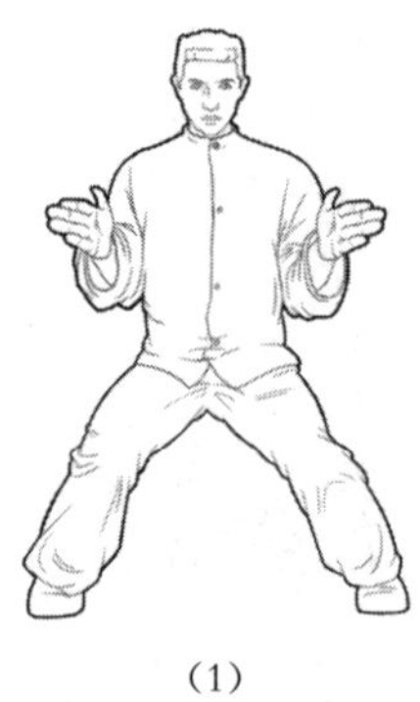

(1)

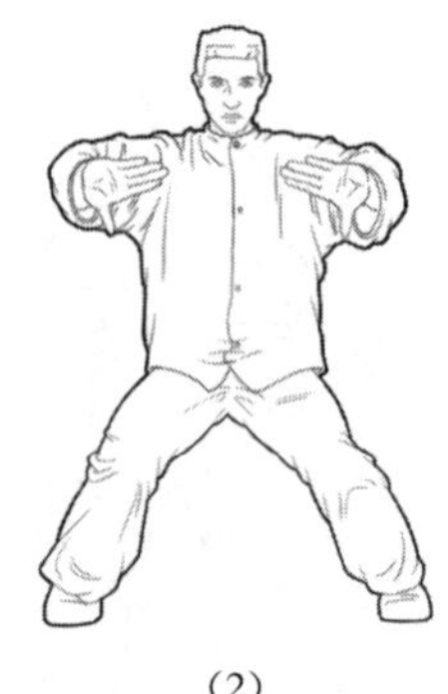

(2)

图 2-3-17 “顺水推舟”

(2) 动作要求。头勿低，身勿倾。力达掌根，肘直与肩平。腕尽量背屈。两肩下沉，勿屏气。

(八)“怀中抱月”

“怀中抱月”是少林内功功法中锻炼两上臂合力之势(图 2-3-18)。

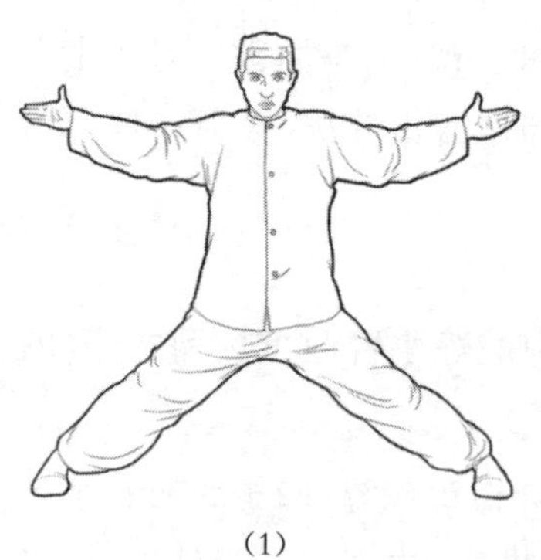

(1)

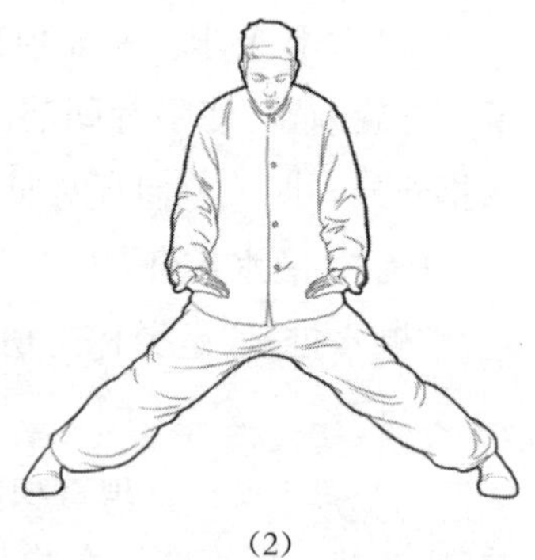

(2)

图 2-3-18 “怀中抱月”

(1) 动作姿势。站好指定裆势，两手屈肘仰掌于腰部待发。两仰掌由腰部上提，化为立掌在上胸处交叉，缓缓向左右外分，肘欲直，指端朝左右，掌心朝前高与肩平。两指端向下，掌心朝

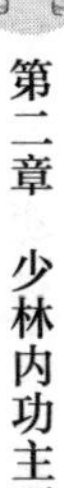

内，慢慢蓄劲，上身略前倾，两手势如抛物。由上而下，由下而上徐徐抄起，直掌回收于上胸交叉。由上胸立掌化俯掌下按，两臂后，回于指定裆势。

（2）动作要求。上身须正直，松肩，使气下沉，呼吸随意。上臂运动须缓慢，用劲勿松。

（九）“仙人指路”

“仙人指路”是少林内功功法中左右臂交替运劲锻炼之势（图 2－3－19）。

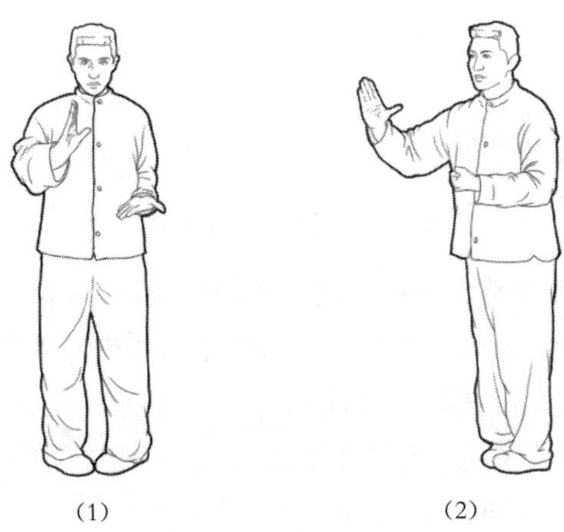

（1）　　（2）

图 2－3－19 “仙人指路”

（1）动作姿势。站好指定裆势，两手屈肘仰掌护腰，待势。右仰掌上提至胸立掌而出，四指并拢，拇指伸直，手心内凹成瓦楞掌，肘臂运劲立掌推出，力要均匀。推足后旋腕握拳，蓄劲而吸，左掌动作与右掌相同。待练好指定的次数或时间，化俯掌下按，两臂后伸，回于指定裆势。

（2）动作要求。上身正直，头顶平，目前视。立掌前推肘欲直，握拳回收拳须紧。

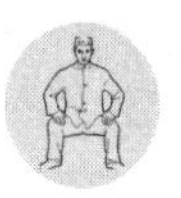

(十)“平手托塔”

“平手托塔”是少林内功功法中仰掌前推之势(图 2-3-20)。

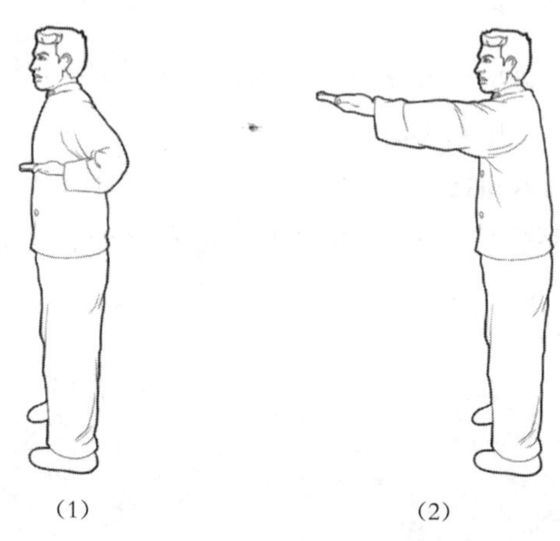

(1)　　　(2)

图 2-3-20　“平手托塔”

(1) 动作姿势。站好指定裆势,两手屈肘仰掌,处于两胁,待势。两仰掌慢慢向前运动推出,边推边拇指向左右外侧倾斜,保持掌平运行,犹如托物在手,推足后欲与肩平。指运功向左右外侧倾斜,四指齐着力,屈肘缓缓蓄劲收回,处于两胁。将在两胁之仰掌化俯掌下按,两臂后伸,回于指定裆势。

(2) 动作要求。前推收回运动,四指伸直并拢,掌心摊平,前臂外旋。两掌之间距离与肩同。来回运动须直线进行。

(十一)“运掌合瓦”

“运掌合瓦”是少林内功功法中左右手交替运劲锻炼之势(图 2-3-21)。

(1) 动作姿势。站好指定裆势,两手屈肘仰掌于腰部,待势。右手由仰掌化俯掌,运劲于臂,贯指向前推足,指端朝前,掌心向下,蓄力待发。右手旋腕变仰掌徐徐收回,待近胸时左仰掌即变俯掌在右掌上交叉,掌心相合,慢慢向前推出,掌心向下,右仰掌

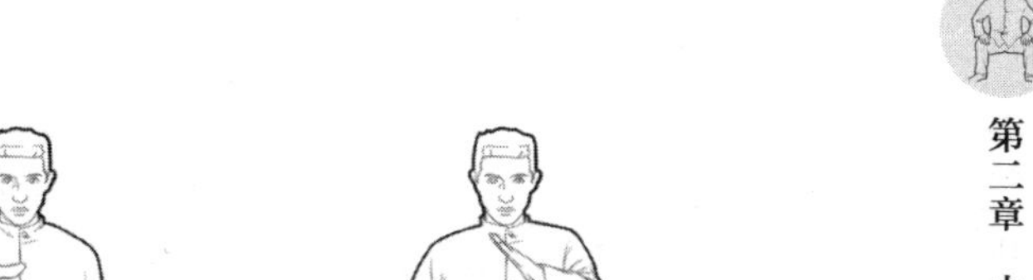

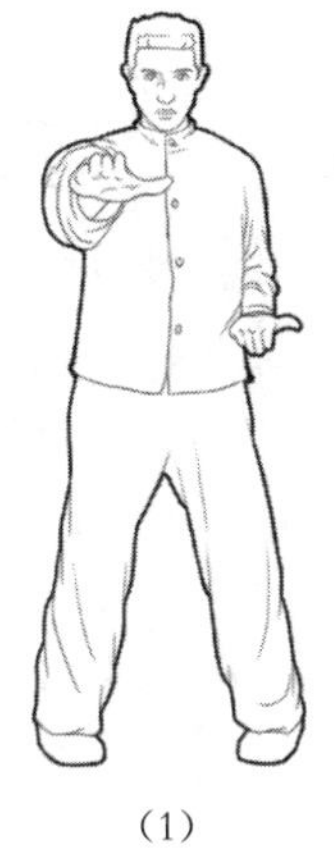

（1）

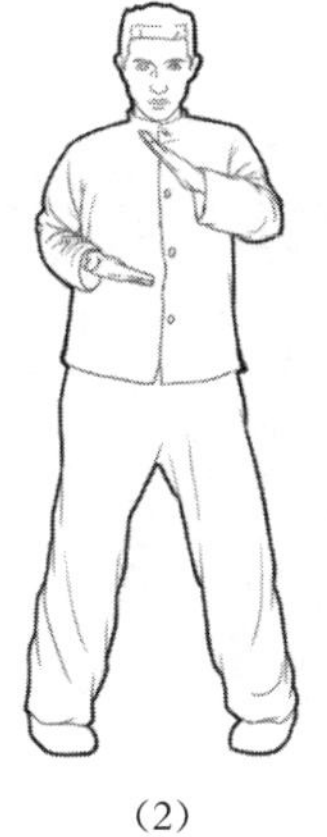

（2）

图 2－3－21　“运掌合瓦”

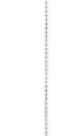

先收回腰部，左仰掌再收回于腰。将腰之仰掌化俯掌下按，两臂后伸，回于指定裆势。

（2）动作要求。肩欲松开，下沉，肘欲伸直。两掌与胸中交会，掌心相合，用劲勿松。

（十二）“风摆荷叶”

“风摆荷叶”是少林内功功法中由内走外、由外入内锻炼之势，是既走阴又走阳的练法。练至相当时间，在掌平气实的基础上，自觉能神贯于顶，使气沉丹田，运气时，劲又能随意，由肩循臂贯肘，达于指端，故为增强臂力和悬劲的一个主要姿势，久练本势，则能强筋健骨，使气血自顺，元气自固（图 2－3－22）。

（1）动作姿势。站好指定的裆势，两手屈肘，仰掌于腰部，待势。两手屈肘，掌心朝上，四指并拢，拇指伸直，渐循至上胸，左手在右上或右手在左上交叉，运劲前推，然后拇指外侧含蓄着力，缓缓向左右外分，使两手平托成水平线。两仰掌慢慢合拢，左手在右上或右手在左上，交叉相叠仰掌回收，屈肘由胸前变俯掌下按，两臂后伸回于指定裆势。

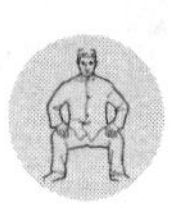

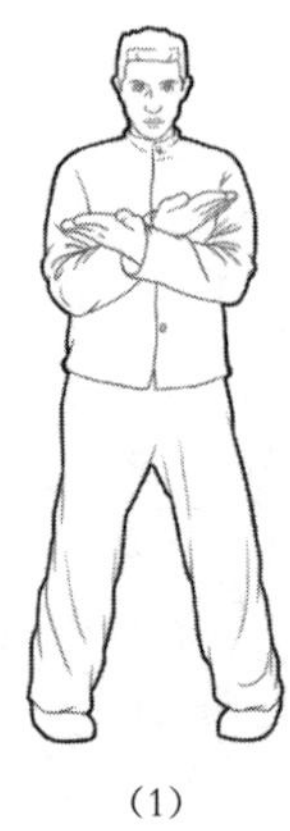

(1)

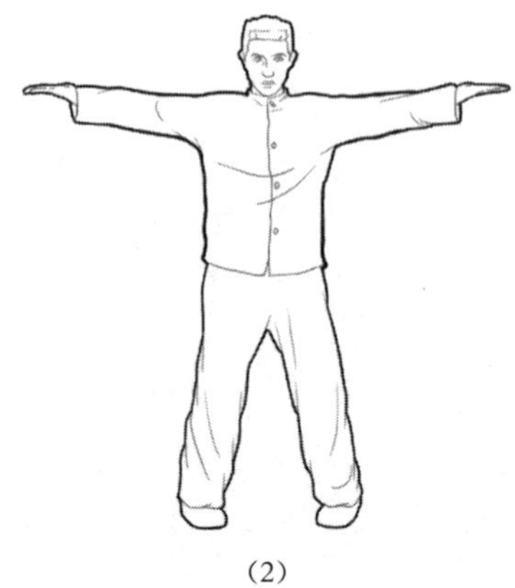

(2)

图 2－3－22 “风摆荷叶”

(2) 动作要求。上身正直，头如顶物，目欲平视，呼吸随意。肩、肘、掌须平成直线形。两臂由内走外，由外入内时两肘欲直，前臂欲外旋，掌平。

(十三)“顶天抱地”

“顶天抱地”是少林内功功法中上肢运劲与腹部前屈配合锻炼之势(图 2－3－23)。

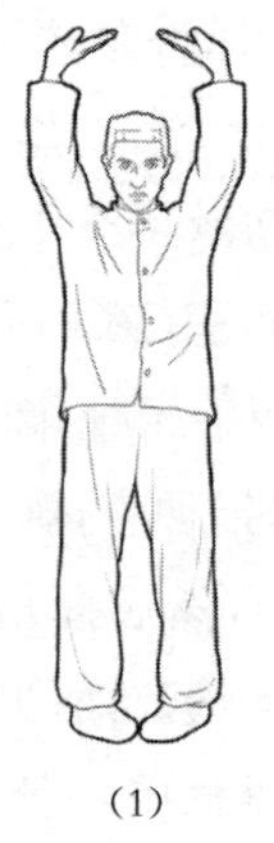

(1)

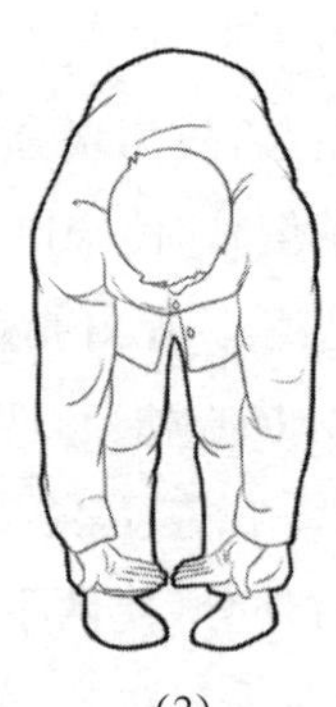

(2)

图 2－3－23 “顶天抱地”

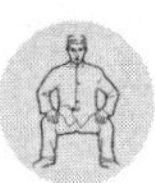

（1）动作姿势。站好指定裆势，两手仰掌于腹部，待势。仰掌上托过于肩，旋腕翻掌，掌根外展，指端内旋相对，徐徐上举。待推足后，旋腕翻掌，缓缓向左右外分下抄，同时身向前俯身两掌逐渐合拢，拇指外分，两掌相叠（右掌在上，左掌在下）。两掌如抱重物起立，处于胸部。旋腕翻掌，向下按，两臂后伸，还原指定的裆势。

（2）动作要求。上举四指并拢，拇指外分，劲于指端。弯腰掌背尽量靠地蓄劲待发。上肢运劲与弯腰动作的配合要协调自然。下肢挺直勿屈膝。

（十四）“海底捞月”

“海底捞月”是少林内功功法中锻炼两臂蓄力之势，形似海底捞月（图 2-3-24）。

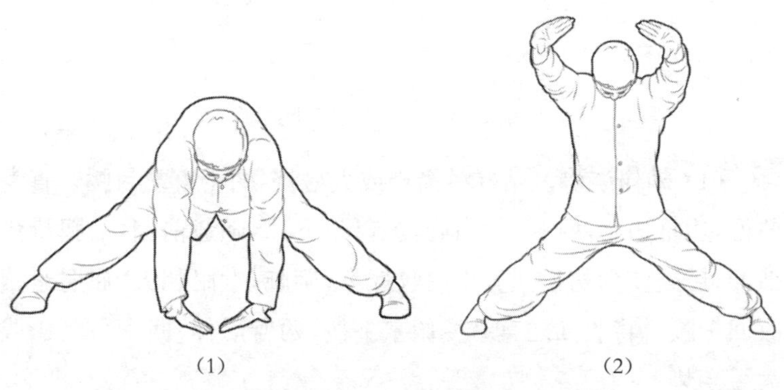

（1） （2）

图 2-3-24 海底捞月

（1）动作姿势。站好指定裆势，两手屈肘，仰掌于腰部，待势。两仰掌缓缓而上，由上胸徐徐高举，向左右外推分，掌心朝上旋腕，再慢慢使掌心向下，同时腰向前俯，两掌由上向下逐渐靠拢，掌相并，掌心朝上似如抱物，蓄劲待发。两臂运劲，掌心指端着力，慢慢抄起，用抱力缓缓提到胸部成仰掌护腰，上身随势而

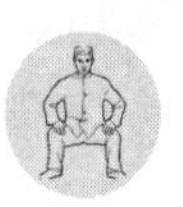

直，待发。两仰掌变俯掌下按，两臂后伸，回于指定裆势。

(2) 动作要求。上肢运劲时两下肢不可弯曲，须用霸力。上身正直，勿挺腹凸臀。上举运动与伸屈腰部运动配合宜协调。

(十五)“饿虎扑食”

“饿虎扑食”是少林内功功法中在弓箭裆势基础上，由两臂旋转运劲配合腰部运动锻炼之势(图 2－3－25)。

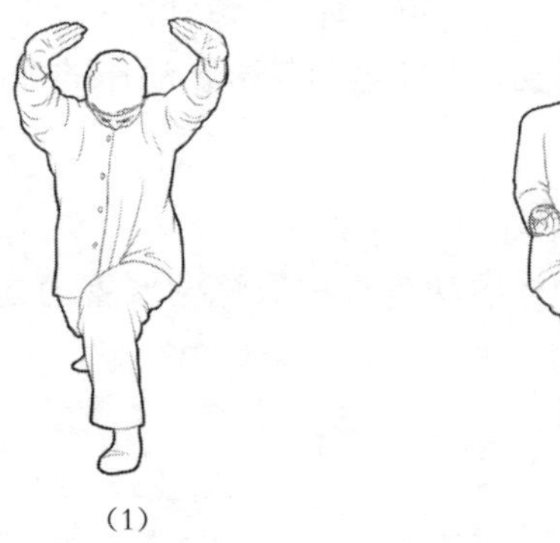

(1)　　(2)

图 2－3－25 “饿虎扑食”

(1) 动作姿势。站好弓箭裆或大弓裆，两手直掌封腰。直掌前推，边推边将两拇指向内旋，虎口朝下，腰随势前俯，前腿待势似冲，后腿使劲勿松。五指内收握拳，旋腕，拳眼朝天，屈肘紧紧收回护腰。将收回之直掌变俯掌下按，两臂后伸，回于弓箭裆或大弓裆势。

(2) 动作要求。上身正直，塌腰前膝屈曲在45°以下，后膝伸直勿屈。边推边旋和上身前倾动作要配合自然、协调。两拳紧紧相握，勿松劲。边收边旋边直腰，动作要自然协调。

(十六)“力劈华山”

“力劈华山”是少林内功功法中侧身上下运劲锻炼之势(图 2－3－26)。

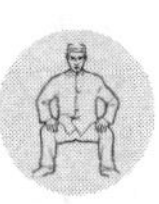

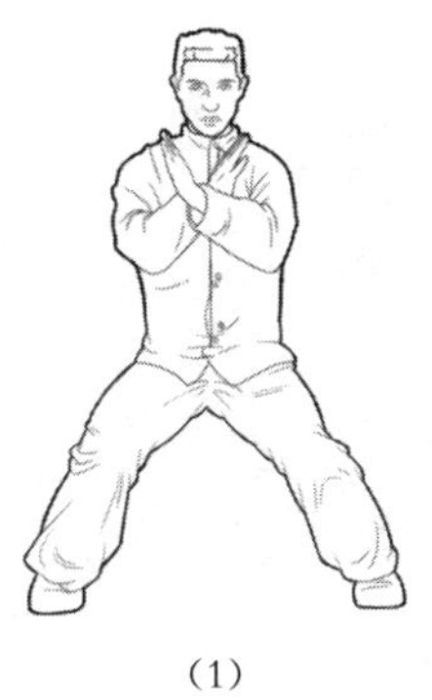

（1）

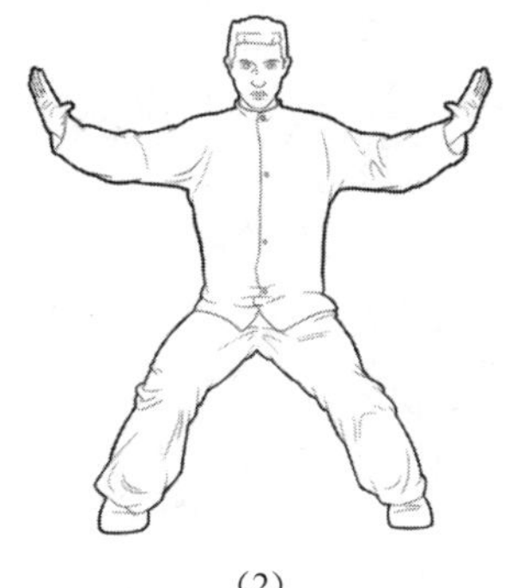

（2）

图 2－3－26 “力劈华山”

（1）动作姿势。站好指定裆势，两手屈肘，在上胸部成立掌交叉，左手在右上或右手在左上，待势。两立掌缓缓向左右分推，两肩松开，肘部微曲，四指并拢，拇指后翘，掌心向前，力求成水平线。两臂同时用力，上下劈动，待劈最后一次后仰掌收回护腰。由腰部之仰掌变俯掌下按，两臂后伸，回于指定裆势。

（2）动作要求。上身正直，头勿转侧俯仰摇动，两目要平视。下劈时，两臂蓄力，四指并拢，指间关节伸直，连续用力劈三次。

（十七）“乌龙钻洞”

“乌龙钻洞”是少林内功功法中在大弓箭裆上进行上肢前后运劲，配合腰部运动锻炼之势（图 2－3－27）。

（1）动作姿势。站好大弓箭裆，两手屈肘，直掌于腰部，待势。两直掌并行，掌心相对，徐徐前推，边推边将掌心向下，逐渐变成俯掌，指端朝前，上身随势前俯。推足后旋腕，指端外展，蓄力而收，边收边将掌心慢慢朝上，由俯掌演变为仰掌护腰。将回收之仰掌变俯掌下按，两掌后伸，回于大弓箭裆。

（2）动作要求。大弓箭裆膝前屈，大腿平行于地面。下部两足尖内扣，用霸力而蓄。上肢运劲与腰部运动要配合协调。

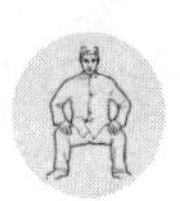

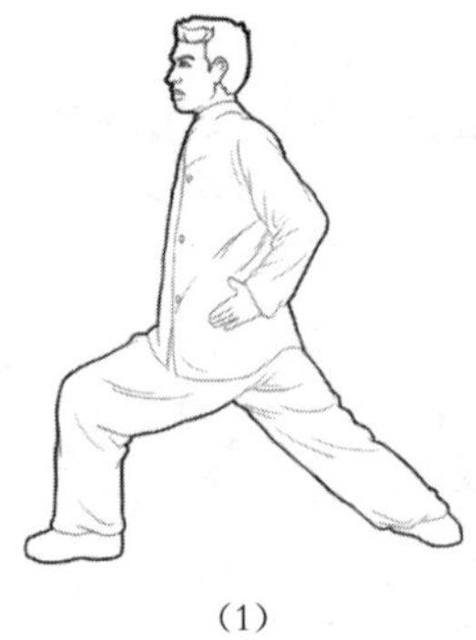

(1)

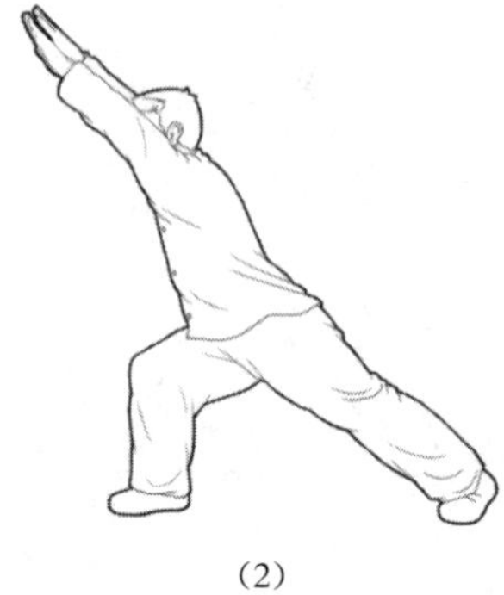

(2)

图 2-3-27 “乌龙钻洞”

（十八）“单凤朝阳”

“单凤朝阳”是少林内功功法中左右交替侧方向运劲锻炼之势(图 2-3-28)。

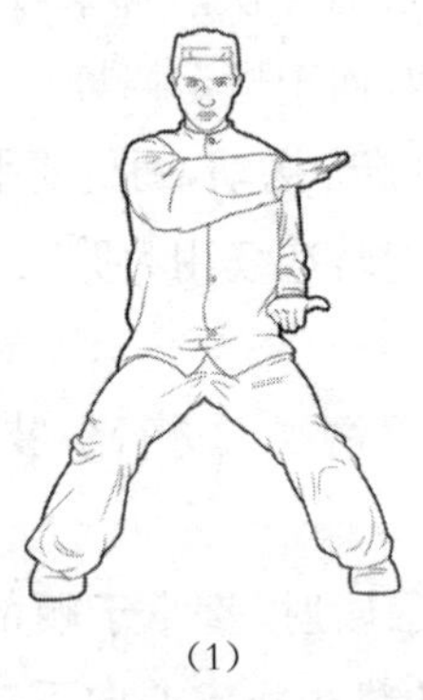

(1)

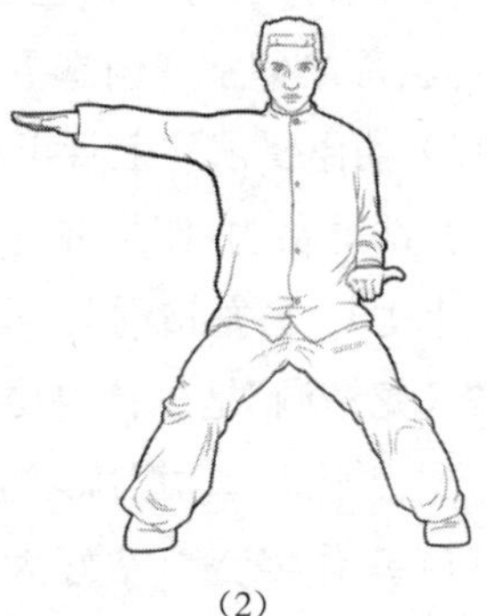

(2)

图 2-3-28 “单凤朝阳”

(1) 动作姿势。站好指定裆势,双手屈肘,仰掌于腰部,待势。左仰掌旋腕变俯掌,屈肘向胸之左上方运力外展,缓缓地运向右下方,屈肘运劲上抄作半圆形,收回护腰。左手动作与右手相同,但方向相反。待左右动作做好,即由仰掌变俯掌下按,还原指定的裆势。

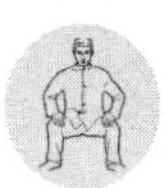

(2) 动作要求。上身正直,挺胸直腰,勿抬肩。运动外展动作缓慢,勿快,勿松劲。

(十九)"三起三落"

"三起三落"是少林内功功法中以两臂向前后运劲,同时配合下肢下蹲与站立锻炼之势(图 2-3-29)。

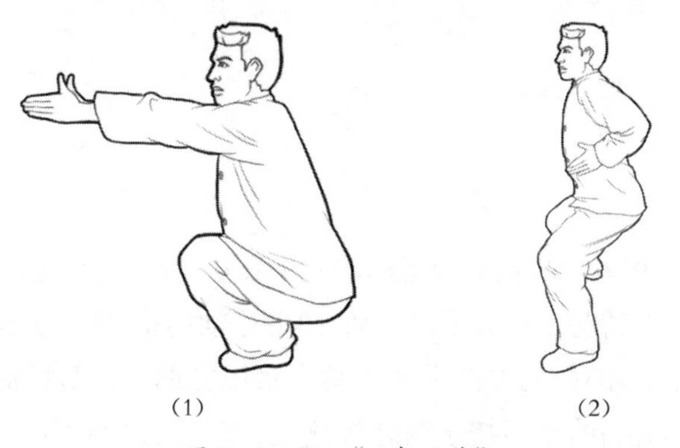

(1)　　(2)

图 2-3-29 "三起三落"

(1) 动作姿势。站好指定裆势,慢慢下蹲,两手立掌于腰部。两掌前推,掌心相对,四指并拢,拇指运劲后伸。往返三次,须保持原势要求。在两掌第四次推出时,身体缓缓站起,边推边起,待起立时正好推足,两拇指蓄力,缓缓收回,身体随着收势徐徐下蹲,待蹲下后正好收回腰部,往返三次。将腰部之仰掌变俯掌下按,两臂后伸。回于指定裆势。

(2) 动作要求。上身正直,头勿随势俯仰摇动,两目平视。上肢运劲与下肢运动要配合自然、协调。往返动作须缓慢均匀。

三、双人锻炼法

(一)"推把上桥"

"推把上桥"是少林内功功法中对推运劲双人锻炼之法(图

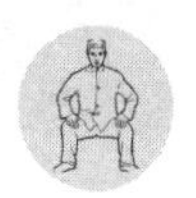

2－3－30）。动作要领如下：

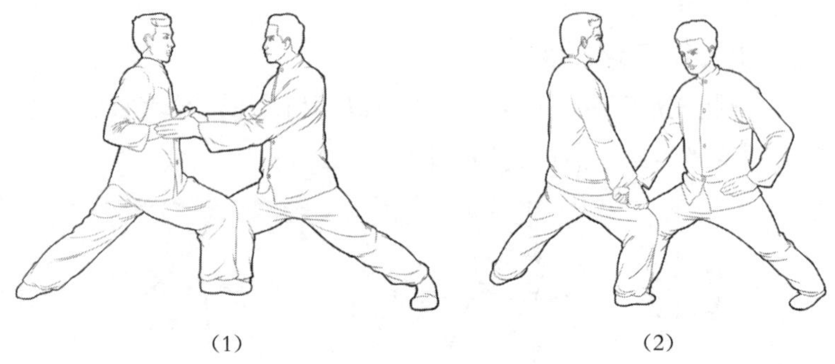

（1）　　　　（2）

图2－3－30　“推把上桥”

（1）甲乙双方同时左足向前一步成左弓右箭步，各自两手屈肘成直掌，待势。甲方采取主动，两臂运动前推，四指并拢，拇指上翘，掌心相对，乙方两手亦主动去接甲方两手，以两拇指在甲方虎口向内扣，示指按于腕之桡侧，余三指由尺侧下内屈，虎口相咬，蓄劲待发。

（2）甲方（可大喊一声“嗨”）两臂运劲，用力前推，乙方亦蓄劲用力前推，各不相让，争推时间应量力而行，甲乙双方的上身略前俯，下部姿势均须踏实。由乙方逐渐蓄劲，让势，甲占优势，两臂运劲前推。推足时甲方即主动（可大喊一声“嗨”）由前推变为用力后拉，乙即拇指、示指和其他三指用力紧握，由前推变为后拉，不让甲方收回，挣拉时间酌情而定。再由乙方逐渐蓄劲让势，使甲方占优势收回，乙方同时随势向前。待甲方两手屈肘收回，乙即主动（可大喊一声“嗨”）五指用力内扣回收，甲方即用力向后挣拉，挣拉时间酌情而定。甲方逐渐蓄劲让势，由乙方占优势后拉。

（二）“双龙搅水”

“双龙搅水”是少林内功功法中环转运劲双人锻炼之法（图

2－3－31）。动作要领如下：

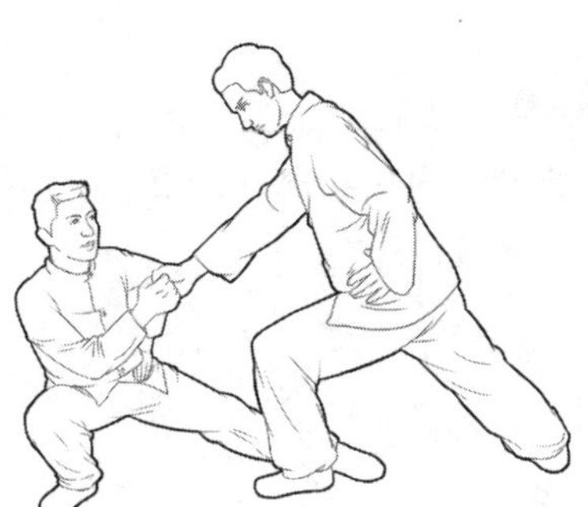

图 2－3－31　双龙搅水

(1) 甲方与乙方同时以左脚(或右脚)向前跨出一步，形成左弓步(或右弓步)，两足相距约 60 cm。此时，甲方的左肩与乙方的左肩相对，双方的下部姿势构成一个菱形。

(2) 甲方与乙方均将左手握拳，拳面朝下，两臂靠拢，脉门(即手腕内侧)相对。两臂应尽量伸直，不可弯曲。同时，双方各自用右手撑腰，目光均直视前方，保持待势状态。

(3) 当甲方(或乙方)采取主动时，会以左手腕向上搅起(可大喊一声“嗨”)。此时，乙方应握紧拳用力向下按，下按的重心力点集中在两腕之间，双方各不相让。在这个过程中，上身姿势应保持不变，下部姿势也应保持原状。

(4) 随后，乙方逐渐让势，但臂部仍欲蓄劲相搅。甲方则逐渐占据优势，向上搅动形成车轮形。当两拳均已上举时，甲方的脉门会转为腕背交叉，与乙方的腕部相搅并向下压，再次形成脉门相对的姿势。

(5) 接下来，乙方(或甲方)采取主动(亦可大喊一声“嗨”)向上搅动。此时，甲方的动作应与之前乙方动作相同。

(6) 甲方逐渐让势，但臂部仍欲蓄劲相搅(切勿猛让)。随

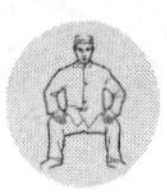

后，乙方逐渐占据优势并获胜。乙方的动作与之前甲方动作相同。

（三）“双虎夺食”

“双虎夺食”是少林内功功法中对拉运劲双人锻炼之法（图2－3－32）。动作要领如下：

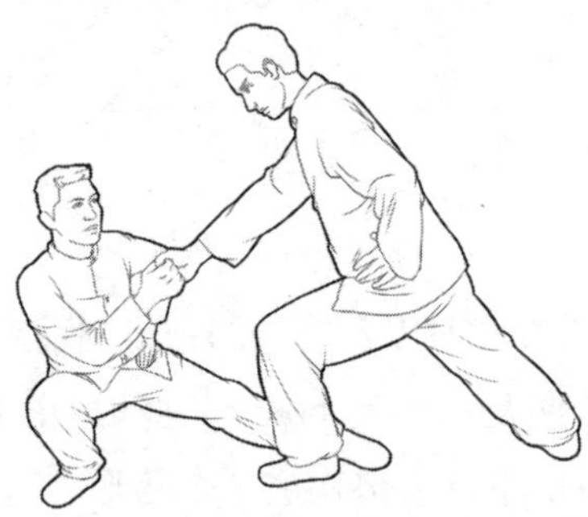

图2－3－32　双虎夺食

（1）甲乙双方同时将左足向前迈出，做半蹲姿势，右腿向后伸展，形成左弓步、右箭步的姿态。此时，双方的左脚交叉，脚内侧部分相对，距离约为10 cm。

（2）甲方的右手（掌心向下）四指紧紧相握，乙方的右手（掌心向上）四指则内扣。双方的拇指都向内屈曲并收紧，各自用左手叉腰，虎口朝上。

（3）甲方主动向内拉（即向后拉，可大喊一声“嗨”）力量主要集中在前腿，确保前腿不屈膝跪地，后腿则蓄足力量，准备蹬出。乙方则以全力与甲方相争（向后拉），双方互相争拉，不可松懈。在整个过程中，下部的姿势保持不变，重心平稳，用力均匀，争夺的时间应根据双方的体力量力而行。

（4）乙方逐渐放松力量，但四指仍然内扣紧。此时，甲方取得优势，身体向后倾斜，下部的姿势由弓步变为伏虎势（左腿由

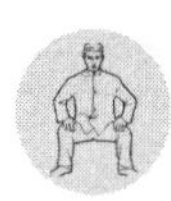

弯曲变为伸直，右腿由伸直变为弯曲），力量主要集中在后腿。而乙方上身则略微前倾，下部的姿势保持不变。

（5）乙方开始主动发力（可大喊一声“嗨”），前腿运力，上身蓄劲，四指用力内扣，向后争拉。甲方则立即用力向后争夺，双方争夺的时间根据具体情况而定。

（6）甲方逐渐放松力量，但四指仍然试图运劲内扣。此时，甲方的上身略微前倾，下部的姿势由伏虎势变回弓步。而乙方的上身则略微后仰，下部的姿势由弓步变为伏虎势。

（四）箭腿压法

箭腿压法是少林内功功法中对压腿双人锻炼之法（图2-3-33）。动作要领如下：

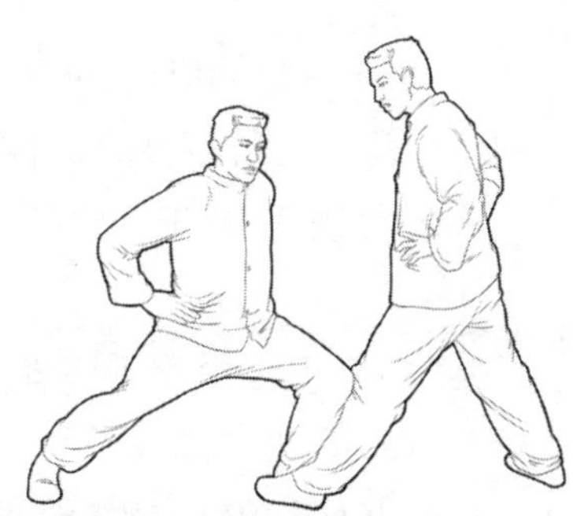

图2-3-33 箭腿压法

（1）甲乙双方同时迈出左足向前一步，进行半蹲动作，后腿伸直，形成左弓步、右箭步的姿态，同时左腿交叉，两脚内侧处相对且紧密相靠。

（2）接着，甲乙双方各自将两手撑在腰部，保持待势状态。

（3）甲方主动采取行动，利用左腿外侧向下施加压力，而乙方则以左腿外侧蓄力进行抵抗，注意避免双方胫骨相撞。

（4）乙方逐渐放松抵抗，让甲方主导下压动作，使得甲方的

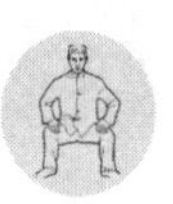

左腿由弯曲逐渐伸直，右腿则由伸直逐渐弯曲，形成伏虎势。此时，甲方左腿继续逐渐压下，身体略微前倾，右腿则蓄劲待发。

(5) 随后，乙方主动出击，运用全身力量在左腿外侧向上抵抗甲方的下压之力，而甲方也全力控制自己的下压力量。

(6) 甲方逐渐积蓄力量并放松抵抗，将原本的左弓步姿势转变为伏虎势，而乙方则趁势占据优势，由伏虎势转变为左弓步姿势，缓慢向下施加压力。

(7) 甲方再次采取主动，全力用在左腿外侧，用力向下压制乙方。

(五) 八走势

八走势是少林内功功法中对靠双人锻炼之法。动作要领如下：

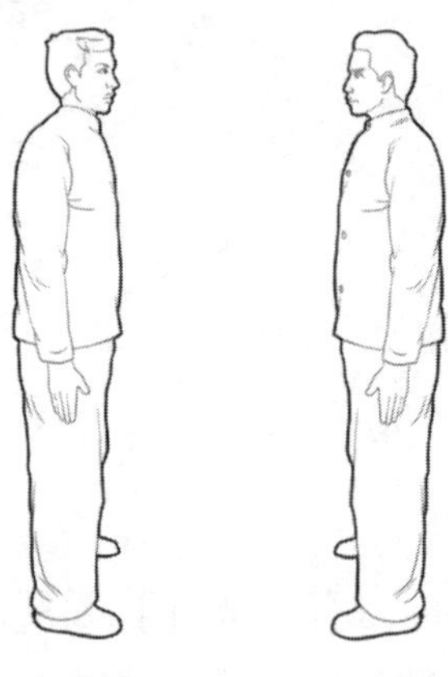

图 2-3-34　两人正面相对而立

(1) 甲与乙两人正面相对而立，均采取站裆势的预备姿势，彼此间距大致等同于一人臂展的长度(图 2-3-34)。

(2) 甲、乙同步抬起右脚向前迈进一步，并伴随发声与力量释放，此时双方右手前臂内侧(即间使穴位处)相互触碰(图 2-3-35)。紧接着，再次发声发力，双方上肢顺时针旋转，在头顶前方区域以右前臂外侧(支沟穴)相互击打，随后恢复至起始姿态(图 2-3-36)。

(3) 甲、乙同时抬起左脚向前迈进一步，伴随着发声与力量释放，此时双方左手前臂内侧(间使穴)相互接触。随后，再次发声发力，上肢逆时针旋转，在头顶前方区域以左前臂外侧(支沟穴)相互击打，完成后恢复起始姿态。

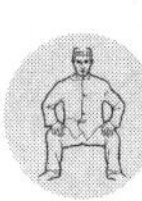

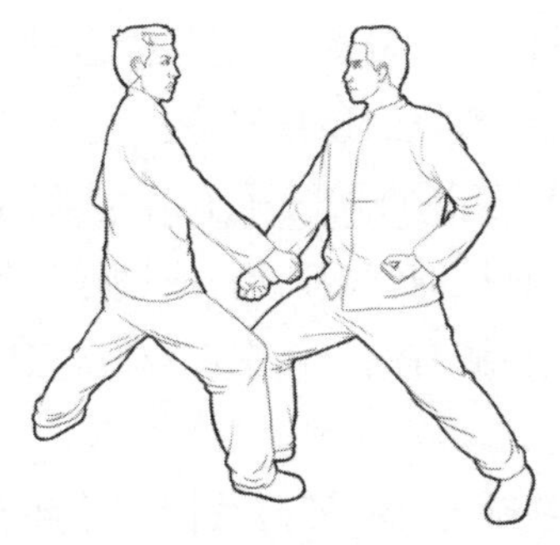

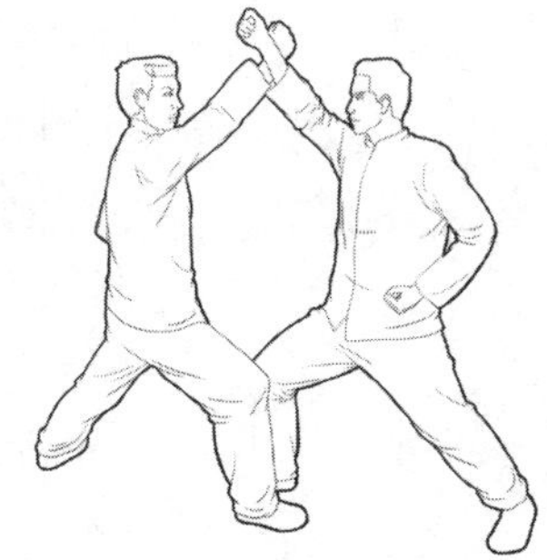

图 2-3-35　右前臂内侧相互触碰　　图 2-3-36　右前臂外侧相互击打

(4) 弓箭步攻击。甲、乙两人同步采取左弓箭步姿势，双臂握拳后伸，胸部挺起，同时发声发力，轻轻撞击对方左侧前上胸部，击打完成后，双方均恢复到起始姿态(图 2-3-37)。

甲与乙并肩，同步采取左侧弓箭步姿态，双手紧握成拳并向后伸展，胸部挺起，以轻微力量配合呼气撞击对方左前胸上部，随后恢复起始姿势。

紧接着，甲、乙转换至右侧弓箭步，两人均握拳并扩展胸腔两侧，通过呼气增强力量，轻柔地相互触碰右侧肋部，动作完成后回归初始状态(图 2-3-38)。

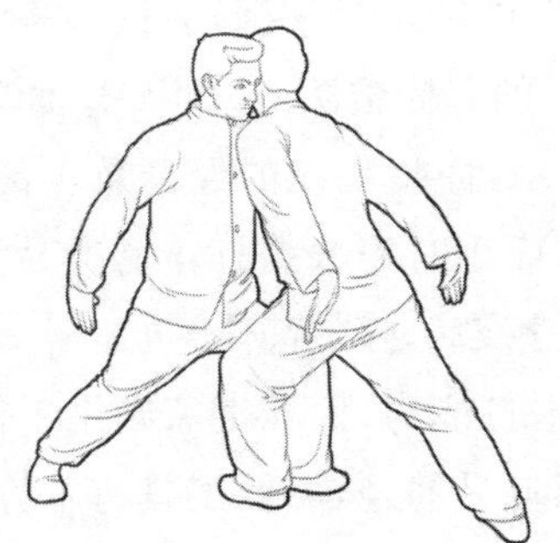

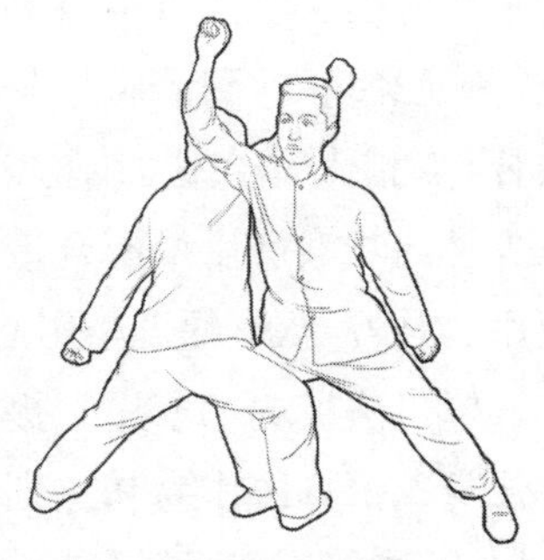

图 2-3-37　撞击对方左侧前上胸部　　图 2-3-38　相互触碰右侧肋部

再次同步进行左侧弓箭步，甲、乙双方依旧握拳并展开肋

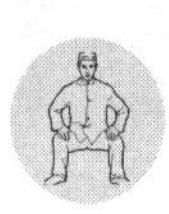

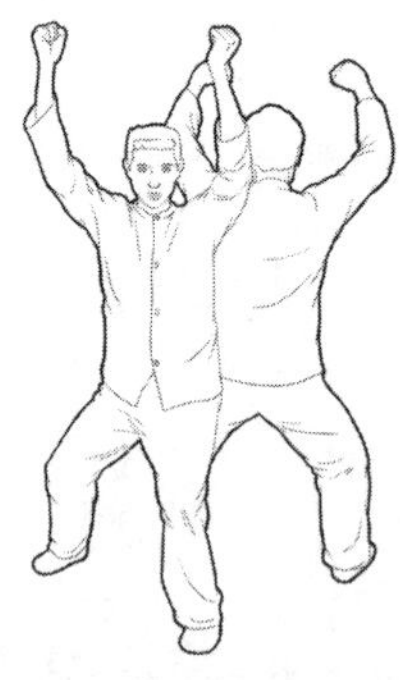

图 2-3-39 相互触碰左侧臀部

部，伴随着发声与力量释放，轻轻撞击对方左侧肋部，之后恢复到预备姿势。

随后，甲、乙共同采取马步站立，双手紧握成拳，同时拉伸背部肌肉，通过呼气集中力量，相互轻触右侧身体中部，动作完毕后回归预备状态。

在马步基础上，甲、乙继续握拳并舒展背部，呼气时增强力量，以轻柔方式相互触碰左侧臀部，动作完成后，两人均恢复到起始的预备姿势(图 2-3-39)。

第四节　特色棒击法

棒击法是术者手握特制的桑枝棒一端，用棒体平稳而有节奏地击打受术部位的一种操作方法。棒击法是少林内功锻炼后保健强身和疏通气血的方法，也是内功推拿流派治疗疾病的一种重要方法。本法以中医经络与穴位理论为依据，通过刺激穴位、疏通经络，达到治病和保健的目的。棒击法讲究点、线、面的结合，点指人体穴位，线指人体经络，面指相应的经筋及皮部。在少林内功锻炼后可配合棒击法，应用时需根据具体情况灵活使用。马万龙、李锡九擅用此法治疗疾病，疗效甚佳。

棒击法被武术家用于提高抗击打能力，而养生家则用于保健强身。击打法作为功法训练，源自易筋经，主要工具有木杵、木槌、石袋等。据《易筋经》《甘风池易筋经秘功》等书记载，拍打法对拍打工具各有所宜，如“木杵、木槌用于肉处，其骨缝之间悉宜石袋打之。”

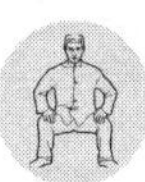

棒击法属于中医外治法,《医宗金鉴·正骨心法要旨》称其为振梃法,所用振梃是类似于擀面杖的木棒。治疗时用木棍微微振击损伤的软组织四周,"使气血流通,得以四散,则疼痛渐减,肿硬渐消"。

民国时期记载有揉打工具和具体程序,如《内功十三段图说》提出"揉打各法程序说",初功开始用揉法揉遍全身,其后用散竹棒、木棒、铁丝棒等分层次对人体有关部位进行击打,"久则膜皆腾起,浮至于皮,与筋齐坚,全无软陷,始为全功"。其作用是"因气坚而增重",就是通过揉法使人体浅层"气坚"后,需进一步加力而深入,方用散竹棒击打。最后要"用散铁丝棒打之,打外虽属浅,而震入于内则属深矣,内外皆坚,方为全功"。这些描述的揉法和棒击可使身体内外皆"气坚",实则"坚"皮、筋、骨三层。

内功推拿流派则将竹棒、木棒等拍打工具改进为桑枝棒,并创立了一套四肢和全身击打的常规套路。桑枝棒刚柔适中,有一定的韧性和弹性,击打声响也不像散竹棒那么大。

一、桑枝棒的制作与使用方法

取长为36~40 cm,直径为0.5 cm的桑枝12根,去皮阴干。把每根桑枝用棉线从一端紧密缠扎至另一端,然后用桑皮纸(每层1~2张)包绕,两端裹住,用棉线按顺序密密绕扎,12根卷好的桑枝合在一起,然后再用桑皮纸和棉线卷紧扎好,以手握之合适为度(虎口用力环握,拇指和中指相抵)。

做一内胆和外套,用致密且摩擦力较小的布料包裹,两头缝合即成内胆,外面缝上厚实且有弹性、耐脏的布套,顶端缝合,底端做一个可收口的细绳,即为外套,外套方便拆下换洗。

在使用桑枝棒时,术者手握桑枝棒尾端,用棒体平稳而有节

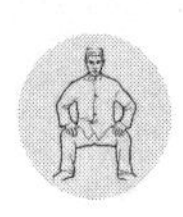

奏地击打受术部位。棒击力量要由轻到重，并适可而止。一般在一个部位连续击打 3～5 下即可。击打时，棒体接触面积要大，使棒体大部分平稳地击打受术部位，用力快速短暂，垂直击打体表。

棒击法用手持棒击打，便于术者操作，可减轻劳动强度，而且着力面积较大，具有一定穿透性。此外，击打时，声音爽朗而有节奏，患者精力集中，意气贯注，有助于提高疗效。桑枝棒击打适用于肩、背、腰、四肢等肌肉丰厚部位，用于治疗软组织疼痛、肌肉紧张痉挛、风湿痹痛、头痛、头晕等病症。

二、操作常规与辨证施棒

(1) 头顶棒击法。患者取坐位，挺胸，上肢自然下垂。术者站在患者前方或后方，左手扶助患者后颈部，嘱患者咬牙闭口，下颌微收，脊柱挺拔。术者右手持棒，用棒面击打头顶(百会、四神聪)3～5 次。头顶棒击法具有平肝潜阳、息风宁脑、明目安神的功效，侧重于治疗失眠、头晕等病症。

(2) 大椎棒击法。患者取坐位，颈前屈。术者站在患者左侧，右手持棒，棒体与垂直线呈 15°击打大椎穴 3～5 次。大椎棒击法具有调节阴阳、温经通络、祛风散寒、振奋精神的功效，侧重于治疗胸闷、神萎、上肢麻木、畏寒等病症。

(3) 腰骶部棒击法。患者取坐位，术者略下蹲于患者左侧，一手持棒，横击腰骶部 3～5 次。腰骶部棒击法具有疏通经络、调节二便、强身补肾的功效，侧重于治疗便秘、慢性腹泻、阳痿、痛经、腰骶部疼痛、下肢麻木等病症。

(4) 背部棒击法。患者取坐位，背略前屈。术者以马裆、弓箭裆或蹲位姿势站于患者背后，右手持棒，击打患者两侧膀胱经外侧线 T_4～T_{10} 段。左右各 3～5 次。背部棒击法具有调节脾

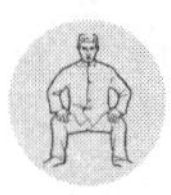

胃、宽胸理气、疏通经络的功效，侧重于治疗体虚纳差、胸闷、胃脘痛、背部疼痛板滞等病症。

(5) 胸部棒击法。患者取弓箭步或坐位姿势，挺胸。术者以马裆或蹲位姿势面对患者，右手持棒，击打患者胸部膻中穴或左右中府穴、云门穴 3～5 次。胸部棒击法具有宽胸降气、健肺肃肺、强身的功效，侧重于治疗胸闷、咳嗽、喘息、体质虚弱等病症。

(6) 下肢棒击法。包含髋关节棒击法、大腿棒击法、小腿棒击法，具有疏经通络、活血祛风、滑利关节的功效，侧重于治疗关节风湿疼痛、畏寒、关节活动不利、腓肠肌痉挛、小腿胀痛、麻木等病症。①髋关节棒击法。患者取侧卧位。以左侧髋关节为例，患侧在上紧屈左髋关节。术者站在患者腹侧，右手持棒，击打大转子或大转子周围 3～5 下。②大腿棒击法。患者取仰卧位或弓箭步，术者站在要击打患侧的正前方，右手持棒，沿大腿肌肉走行击打 3～5 次。③小腿棒击法。患者取弓箭步，以右侧小腿为例。术者站在患者右侧，右手持棒，击打小腿 3～5 次。

此外，棒击法不同于推拿手法中的擦、推等手法，其主要依靠棒击力对人体产生作用，击打力量的大小体现不同的补泻效果，所以棒击力量的大小对疗效起着重要作用。

运用棒击法要严格遵循中医辨证施治的原则，从整体出发，视疾病的轻重、正气的盛衰，选择不同的部位，施以轻重不等的棒击力，这样才能收到较好的疗效。例如肺结核患者，气血均衰，以轻棒力可以增强脾胃功能，扶助正气，待气血渐盛，患者的体质已能承受重棒力时，方可适当加重棒击力量，加速体质恢复。如果开始就施之以重棒力，患者不仅难以承受，反而加重病情。正确选择棒击部位是治病的关键。如支气管扩张可取大椎穴、背部、胸部等；胃脘痛可取背部；痛经可取腰骶部、足三里穴等；失眠可取大椎穴；对于腰、髋关节等深部组织病变，推拿手法

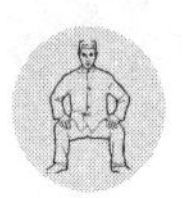

的力难以达到病变部位时可直接击打局部。

三、棒击法的注意事项

棒击法是一种有效的治疗方法，运用得当，可大大加快疾病的恢复。但是，如果使用不当反而会加重病情。使用此法治病，除了要严格遵守相关禁忌证外，还要注意以下内容：

（1）治疗前嘱患者排解大小便。

（2）击打时，要先有"信棒"（即指打击时要先轻轻击两下，以引起患者注意，使其意气汇集击打部位），不击冷棒。

（3）除在腰骶、臀部等处用横棒外，其余部位都要用顺棒，就是说棒身和肢体要平行。

（4）棒击时术者手腕要灵活，患者呼吸要调匀，击头顶时要让患者闭口咬牙，以免上下牙齿闭合伤及舌头。

（5）棒击频率不宜过频，隔天治疗 1 次。小儿忌用棒击法。后脑和肾区等部位严禁使用棒击法。

四、理论基础与作用机制

经络是人体结构的重要组成部分，具有联络人体脏腑器官、沟通内外上下、运行气血、调节阴阳的作用。人体通过经络系统把五脏六腑、五官九窍、四肢百骸、筋脉皮肉等连接成为一个具有生命功能的整体。五脏六腑、经络之气输注于体表，经络是气血运行的枢纽。经络不通则气血运行不畅，不通则痛，就会引发病患。通过辨证施治，对相应经络、穴位进行拍击敲打，使经络畅通，气血旺盛，以达"诸脉皆通，通则疾除"的效果。

"经脉者，人之所以生，病之所以成，人之所以治，病之所以起""血气不和，百病乃变化而生"，经络不通是引发各种疾病的重要起因，而要治愈疾病则必须从疏通经脉开始。《医宗金鉴》

曰："气血郁滞，为肿为痛，宜用拍按之法，按其经络以通郁闭之气……其患可愈。"

研究表明，人体肌肉每平方毫米的横切面上约有 4 000 条毛细血管，在平常安静的状态下仅有 30～270 条是开放状态，而在运动或拍打时毛细血管大量开放，此时开放数量可达安静时的 20～50 倍，此时肌肉可获得比平时更多的氧气和能量供应。全身毛细血管的大量开放会减轻心脏负担，降低血压，促进心脏功能改善，对心脑血管疾病及其他急慢性疾病均具有一定的疗效。

拍打疗法可疏通经络、行气活血、协调阴阳。经络气血畅通可令周身的组织器官得到充足的营养，使瘀阻之毒及代谢废物及时排出体外，从而达到祛病健身的目的。拍打疗法可强健肌肉，灵活骨骼，增强活力。

棒击法具有疏通经络、行气活血、解痉止痛、消除疲劳、保健身体、防治疾病的功效。棒击法是消除疼痛和肌肉紧张痉挛的有效方法，击打能加强局部血液循环，使局部温度升高，直接提高局部组织的痛阈，起到舒筋通络的作用。棒击法能促进被击打部位的血液循环，增加组织的血流量，达到活血化瘀的作用。在击打后身体表面会出现类似刮痧的现象，可以刺激机体提高免疫功能，可消炎止痛。棒击法还具有操作简单、安全可靠、无不良反应、适用广泛、效果显著等众多优点，是一种非常值得推广和采用的自然疗法。

第三章

临床应用

第一节　少林内功在呼吸系统疾病中的应用

一、哮喘

（一）概述

支气管哮喘简称哮喘，是一种以咳嗽、胸闷、喘息、气促等呼吸道症状为主要临床表现的异质性疾病，反复发作，缠绵难愈。在中医的文献记载中，哮喘被归属于“哮证”范畴，可由外邪侵袭、饮食不当、情志刺激、久病体弱等因素引起，最终导致肺卫受损，肺失宣降。哮喘发作时呼吸道会产生狭窄和肿胀的病理现象，可能会促进痰液生成，诱发咳嗽和呼吸困难，在呼气时发出口哨声（喘息）。哮喘的发病率较高，全世界范围内约有 3.1 亿支气管哮喘患者，在我国约有 3 000 万人患有支气管哮喘，且近年发病率还呈逐年递增态势。

哮喘虽然无法治愈，但其临床症状可以控制，少林内功则是重要的防治手段之一。哮喘分为发作期与缓解期，少林内功锻炼可根据不同阶段进行相应调整。在发作期，练功应以治疗为主，同时结合裆势锻炼，这样既可以缓解哮喘症状，又能逐渐增强身体的抵抗力。而到了缓解期，可以采用单人锻炼法，通过调整呼吸、动作和意念，达到调理脏腑阴阳平衡的目的，从而进一

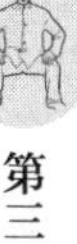

步巩固和增强身体的健康状态。

（二）功法方案

(1) 发作期。站裆势，每天锻炼 2 次，每次 30 分钟左右。锻炼时要注意运用霸力，劲由上贯下注于足，精神贯注，呼吸自然。

(2) 缓解期。“前推八匹马”“倒拉九头牛”“凤凰展翅”“霸王举鼎”“两手托天”“风摆荷叶”等。每势单练 5 分钟，每次 30 分钟左右，每天锻炼 2 次。

（三）方案分析

哮喘是一种慢性呼吸道疾病。据估计，自 20 世纪 70 年代以来，全球约有 3 亿人受到哮喘的影响，每年导致约 25 万人死亡。哮喘严重损害人们的身心健康，降低学习效率，限制体力活动，降低生活质量。在运动训练方面，少林内功作为辅助手段，已被广泛接受为哮喘管理的重要组成部分。

运动训练作为肺康复的一部分，在呼吸系统疾病的治疗中具有积极作用，尤其是在改善肺功能、提高生活质量等方面具有优势。然而，尽管其益处良多，但在复杂肺病的治疗中并不能常规应用。这可能是由于哮喘患者较 COPD 患者的疾病严重程度较低。此外，患者也存在对运动可能加重病情的担忧。然而，研究显示，哮喘症状控制越差，肺康复治疗对此的改善就越大，这驳斥了上述担忧。新出现的数据进一步表明，运动作为一种治疗干预，可以调节呼吸系统的免疫功能，对广泛的哮喘患者具有潜在的成本效益。

锻炼对肺部健康至关重要，体育活动对哮喘患者有多重好处。日常锻炼不仅有助于提高患者肺容量，还能减少炎症、改善气道反应性。当更多的血液流向肺部，经过肺部的血液携带氧气再从肺部回流入心脏，心脏将富含氧气的动脉血输送至全身，这有助于提升人体整体的健康水平。尽管一些哮喘患者在锻炼

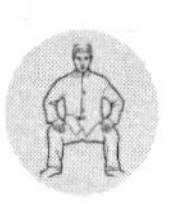

或进行体力要求高的任务时可能会出现哮喘症状(例如呼吸急促、胸闷、喘息或咳嗽),但哮喘患者不必因此恐惧锻炼,可通过预先使用药物、适度热身等策略,有效预防或减轻这些症状。事实上,许多职业运动员都患有哮喘,只要能够控制自己的症状,就可以参与各种运动。

哮喘患者的肺部会失去一些弹性,因此当呼气时,肺部不会完全恢复到原来的状态。这种失去弹性的情况会导致空气滞留在肺部,使得肺部或胸膜收缩的空间受限,从而无法确保人体获得足够的氧气。为了弥补这一不足,身体可能会依赖颈部、背部和胸部肌肉来辅助呼吸。少林内功是一种特殊的呼吸锻炼法,它专注于锻炼与呼吸相关的肌肉群,调动全身肌肉进行锻炼。通过习练少林内功,可以帮助肺部排空滞留的空气,增加血液中的氧气含量,并增强膈肌的力量。从中医角度而言,通过习练少林内功,可以调节脏腑功能,如健脾除湿化痰、宣肺降气,从而达到治疗哮喘的目的。

(四)习练注意事项

少林内功锻炼可与药物治疗相结合,需按照医嘱服用药物是控制哮喘症状的基本方法。哮喘发作时,应暂停少林内功锻炼,并继续按医嘱使用药物。在少林内功锻炼过程中,需及时监测身体状况防止意外,有其他并发症时,应按具体情况制订方案。

哮喘患者在采用少林内功锻炼时,应根据自身的身体状况和哮喘控制情况,合理安排锻炼的强度、频率和持续时间。

少林内功应用的禁忌有以下方面:①严重哮喘发作的患者锻炼时可能会加重症状。②严重缺氧的哮喘患者锻炼时可能会进一步降低氧饱和度。③哮喘合并有严重心功能不全者锻炼时可能会增加心脏负担。

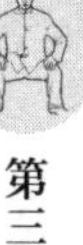

此外，针灸推拿亦是中医治疗哮喘的重要手段。针灸治疗侧重于选择肺俞穴、列缺穴、天突穴等穴位，可以起到宣肺平喘、调和气机的作用，进而缓解哮喘症状。推拿治疗侧重于通过特定的手法按摩胸腹部、背部等区域，旨在疏通经络，调和气血，增强体内正气，对缓解哮喘症状同样有效。

二、咳嗽

（一）概述

咳嗽作为一种常见的身体反应，实际上是一种保护机制，旨在保持气道清洁，并排除可能的健康威胁。咳嗽可由多种原因引起。在生理机制上，咳嗽涉及神经系统和呼吸系统的协调作用，以清除呼吸道内异物为目的。根据咳嗽类型可分为湿性咳嗽和干性咳嗽，根据咳嗽的病程长短可分为急性咳嗽和慢性咳嗽。

咳嗽常常是其他疾病的症状，包括感染、过敏、心力衰竭等。治疗咳嗽需要根据其病因选择合适的治疗方法，如对上呼吸道感染引起的咳嗽可采取抗炎、止咳治疗，对哮喘引起的咳嗽则需要吸入治疗哮喘的药物。目前，咳嗽的治疗以药物为主。然而，长期依赖药物可能带来一定不良反应，且部分患者对常规药物疗效欠佳。因此，越来越多的研究开始关注非药物疗法在咳嗽管理中的作用，体育锻炼就是其中之一。

少林内功源于内功推拿流派的锻炼功法，是一种强调内在修炼的健身养生方式。它通过调身、调息、调心的练习，使身心达到和谐统一的状态。少林内功的核心在于呼吸控制，讲究自然、缓慢、深长的腹式呼吸，可增强呼吸肌力量，改善肺通气功能，有助于缓解咳嗽症状。同时，少林内功的动作舒缓柔和，强调松静自然，不会给咳嗽患者的呼吸系统带来额外负担。在练

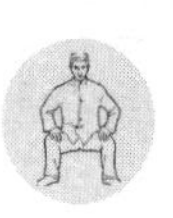

习过程中，咳嗽患者可根据自身状况调整运动强度，避免运动诱发咳嗽发作。此外，规律的少林内功练习可调节神经内分泌系统，减轻咳嗽患者的心理压力和负面情绪，提高机体免疫力，减少呼吸道感染，从而降低咳嗽急性发作的风险。

少林内功作为一种安全、有效、便捷的运动疗法，在咳嗽的防治中具有广阔的应用前景。将其纳入咳嗽的长期管理策略，有望改善咳嗽患者的症状控制，提高生活质量，减轻医疗负担。未来还需更多高质量的临床研究，进一步探索少林内功在咳嗽康复中的最佳方案和实施路径。

（二）功法方案

咳嗽作为一种常见症状，根据其原因可分为外感咳嗽和内伤咳嗽。外感咳嗽多因外界邪气侵袭引起，主要目的是祛邪利肺；而内伤咳嗽则常由内部因素导致，需要以扶正补虚为主。针对这两种不同类型的咳嗽制订的少林内功锻炼方案也有所不同。

治疗外感咳嗽的功法方案包括“前推八匹马”“凤凰展翅”“两手托天”“霸王举鼎”等。每个势均单独练习 5 分钟，每天进行 2 次，每次持续锻炼 20 分钟左右。在练习过程中，重点要注意运用霸力，即通过内劲从内到外迫邪气排出，保持精神集中，呼吸自然流畅。

治疗内伤咳嗽的功法方案则包括“倒拉九头牛”“单掌拉金环”“风摆荷叶”等。同样，每个势单独练习 5 分钟，每天进行 2 次，每次持续 15 分钟左右。重点是通过这些动作来扶持正气、补充体虚。

在实际练习过程中，外感咳嗽和内伤咳嗽的功法应该根据个体情况进行调整，通过持续的锻炼来调整体内的气血运行，增强体质，提高抵抗力，从而辅助治疗咳嗽症状。少林内功的练习

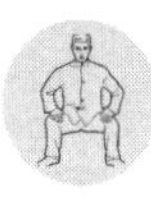

注重呼吸、调气、运劲等元素，对于缓解咳嗽症状、恢复健康有着积极的作用。

在选择和习练功法时，建议遵循教练指导，逐步练习，根据身体反应调整锻炼强度。同时，结合中医养生理论，均衡饮食、规律作息，有利于提高身体自愈能力，达到预防和治疗咳嗽的效果。

持之以恒地练习功法，将有助于提升身体的整体健康水平，改善呼吸系统功能，增强抵抗力，从而达到缓解咳嗽症状，促进康复的效果。少林内功不仅是一种传统的健身方式，还是一种综合性的养生方法，可为身体健康提供全方位的帮助。

（三）方案分析

治疗外感咳嗽的功法动作能够促进气血运行，增强肺部功能，有助于排除体内邪气，提升身体的免疫力。练习时要注重运用内劲，凝聚精神，确保呼吸顺畅自然，以达到祛邪利肺的效果。

治疗内伤咳嗽的功法，动作可以帮助强化体内正气，补充体虚，提升整体健康水平。通过这些势的练习，可以促进气血流动，加强体格，调理脏腑功能，从而改善内伤咳嗽症状。

实际上，咳嗽与锻炼的关系并不简单。在进行锻炼时，肺部会扩张，深呼吸能够增加氧气摄入，但对于患有咳嗽的人来说，这可能会阻碍呼吸效果。此外，空气污染、运动引起的支气管收缩等因素都可能引起咳嗽。在此背景下，行为咳嗽抑制疗法及呼吸肌力量训练等治疗方法也是一种有效的选择。行为咳嗽抑制疗法可以有效减轻咳嗽严重程度和频率，提高生活质量；而呼吸肌力量训练则有助于改善呼吸、语音、吞咽功能，对管理咳嗽具有积极作用。

在此基础上，少林内功作为一种特殊的呼吸锻炼法，通过呼吸和肢体动作的结合，帮助改善呼吸肌肉和肢体肌肉的健康，具

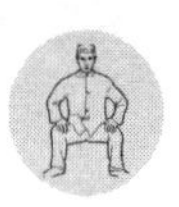

有一定的优势。通过持续练习少林内功，可以提高身体的免疫力，改善呼吸系统功能，增强体质，从而对缓解咳嗽症状有一定的帮助。

总的来说，针对不同类型的咳嗽，可以选择适合的锻炼方案来进行调理和治疗，同时结合其他有效的治疗方法，例如行为咳嗽抑制疗法和呼吸肌力量训练，以达到更好的疗效。在日常生活中，保持规律的运动锻炼、良好的生活习惯和饮食调理，是预防和治疗咳嗽的重要途径。少林内功作为一种传统而悠久的健身方式，在管理咳嗽方面也具有一定的独特优势，可以作为辅助治疗的选择之一，为提升身心健康水平，增强抵抗力，促进康复提供帮助。

（四）习练注意事项

（1）选择合适的练习动作。根据外感咳嗽和内伤咳嗽的具体情况选择适宜的少林内功动作进行练习，祛邪利肺或扶正补虚，以达到最佳的调理效果。

（2）注重呼吸调控。呼吸是少林内功的关键环节，控制呼吸节奏，使呼吸与动作相互配合，保持身心合一状态，有助于调节气血运行，缓解咳嗽症状。

（3）注意动作的标准和流畅。重视动作的准确性和连贯性，在专业人员的指导下逐步练习，保持耐心和恒心，确保动作的准确性和效果。

（4）逐渐增加锻炼强度和时间。根据个体身体状况和适应能力，逐渐增加锻炼的强度和时间，避免过度疲劳和导致损伤，保持适度的锻炼量。

（5）调节情绪和保持心态稳定。在练习过程中保持平和的心态，放松身心，保持愉悦的情绪状态，有助于提高锻炼效果，避免情绪波动对呼吸系统产生不利影响。

三、慢性支气管炎

（一）概述

慢性支气管炎通常是由急性支气管炎演变而来，如果一年中持续咳嗽、咳痰3个月以上，并且连续2年以上，就需要考虑是否患有慢性支气管炎。慢性支气管炎可能导致患者缺氧，进而导致身体各项功能下降，使其对感染等的抵抗力下降，易并发肺炎等疾病，甚至可能出现肺源性心脏病等并发症。如果得不到及时有效的治疗，患者不仅生活质量会受到严重影响，还可能因呼吸衰竭而威胁生命。支气管炎是中老年人常见的呼吸系统疾病，对患者的生活质量造成严重影响，可分为慢性和急性两种类型，要注意区分。

中医认为慢性支气管炎主要是由于肺脾两虚，外邪侵袭肺卫，或由于痰湿内阻，肺经失和所致。现代研究认为引发慢性支气管炎的原因多种多样，感染是其中重要的原因之一，包括细菌和病毒感染；天气因素则是导致慢性支气管炎发病的重要诱因，特别是在冬季，寒冷的天气能够减弱纤毛的功能，引起器官痉挛和毛细血管收缩，影响血液循环，从而降低局部抵抗力，导致感染；物理、化学性刺激，如长时间吸烟及暴露在化学毒物、粉尘等有害物质中，会刺激呼吸道黏膜，影响其清洁和防御能力，增加患慢性支气管炎的风险；某些特殊类型的慢性支气管炎，如哮喘性慢性支气管炎，可能由于过敏原引起，如对尘螨、真菌等过敏导致呼吸道黏膜水肿和充血，引发咳嗽和喘息等症状。

（二）功法方案

“风摆荷叶”是少林内功基本动作之一，配合正确的呼吸技巧可以达到更好的效果。在练习时，特别需要注意呼吸的配合。当进行呼气时，应像吹口哨一样收缩嘴唇。这种方法有助于横

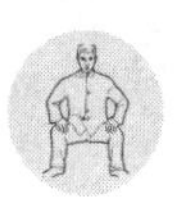

膈肌的上升，增大肺活量，同时使腹壁下陷。在呼气的同时，有意识地收缩腹肌，增加腹部压力，促使横膈肌更进一步上升。这样做会增加气道内的压力，有助于防止气道在呼气时过早塌陷，从而减少残余气量的积聚，帮助更多的气体排出体外。

在锻炼过程中，引入少林内功的棒击疗法，可以采用桑枝棒轻轻捶击背部或连续轻拍胸部 20～30 次的方式，适用于患有慢性支气管炎合并有慢性肺源性心脏病的患者，有助于提高患者的心肺功能。通过桑枝棒的轻击，可以刺激背部和胸部的血液循环，促进气体更有效地排出体外，改善呼吸功能，提高身体的抵抗力和适应力。

（三）方案分析

慢性支气管炎患者的特殊情况使得治疗和康复过程更加复杂和具有挑战性。呼吸道分泌物增加、纤毛运动障碍和无效咳嗽等问题，降低了分泌物的清除率，增加了感染的风险。此外，气道早期塌陷也导致气体和分泌物滞留，使病情进一步复杂化。

细支气管的管腔狭窄和塌陷，可引起阻塞性通气障碍，使肺泡过度膨胀，横膈下降，胸廓活动度受限，腹式呼吸功能减退。在此情况下，患者常以加强胸式呼吸来代偿，导致辅助呼吸肌群的过度使用，进而增加了呼吸急促的程度。

少林内功作为一种传统的身体修炼方式，在慢性支气管炎患者的治疗中展现出了重要的作用。通过少林内功的呼吸训练，特别是注重腹式呼吸的练习，可以为患者提供深层次的呼吸锻炼。腹式呼吸强调腹部的收缩和舒展，这有助于增加横膈的活动度，扩大肺通气量，从而改善呼吸功能，减轻呼吸困难。通过这种呼吸训练，患者可以学会更有效地利用肺部扩张，使得呼吸更加深沉、均匀，从而缓解呼吸不畅的症状。

此外，少林内功还包括一系列的棒击疗法，可以应用于慢性

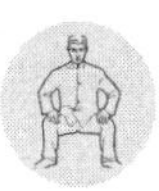

支气管炎的治疗中。这些疗法通过使用内功推拿流派特殊的治疗工具——桑枝棒，轻轻捶击背部或连续轻拍胸部，能够刺激胸部和背部的血液循环，促进气体更为顺畅地排出体外。这种疗法不仅有助于提高肺部的清洁度，清除残留在气道中的分泌物，还能够改善气体交换效率，进一步改善肺部通气效果。

因此，将少林内功纳入慢性支气管炎的康复治疗方案中，对于患者具有重要的意义。通过这种综合性的锻炼方式，可以有效地缓解患者的症状，提高生活质量。同时，少林内功的练习还能够加速患者的康复进程，降低复发率，为患者的整体健康和长期护理提供了一种可持续的方案。

（四）习练注意事项

（1）呼吸训练的重点在于膈肌功能的提升。呼吸时，膈肌和腹肌的协调活动至关重要。在进行呼气时，腹肌的收缩有助于放松膈肌，从而帮助膈肌向上升起，增加腹腔内压力；而在吸气时，膈肌的收缩则会使腹肌得以放松。通过这种协调的呼吸方式，可以有效减轻呼吸困难的症状，提高患者的呼吸效率。

（2）在进行训练时，患者应注意全身姿势的正确性。避免下腹部凸起、用上胸部呼吸或后背过度挺直等不良姿势。这些不良姿势可能导致通气不畅，增加呼吸负担，甚至引发手指麻木或头晕等不适感。因此，必须保持身体姿势的合适和舒适，如果出现不适感，应立即停止并进行调整。

（3）控制练习强度。患者应根据自身身体状况和医生建议，控制练习的强度和持续时间。过度的运动训练可能导致身体疲劳、呼吸急促等不良反应，甚至加重呼吸系统症状。因此，应根据个体情况逐步增加训练强度，并定期进行休息和恢复。

（4）避免在不良的环境中进行练习。慢性支气管炎患者应尽量避免在寒冷、潮湿或空气污染较严重的环境中进行练习，这些环境因素可能会刺激呼吸道，加重症状，甚至诱发呼吸道感染。选择清洁、通风良好的场所进行练习，有助于减少不适。

(5) 定期评估效果。患者在进行少林内功练习期间，应定期与医生或康复专家进行沟通和评估，及时汇报练习情况和身体反应，以便调整训练计划或治疗方案。通过定期评估，可以更好地监测患者的康复进展，及时发现和解决问题，确保康复效果。

(6) 注意饮食和水分摄入。良好的饮食和充足的水分摄入有助于慢性支气管炎患者的康复。合理的饮食结构和水分摄入有助于维持身体健康和免疫功能，提高康复效果。患者应避免过度饮酒、吸烟和摄入过多的咖啡因，这些因素可能会影响呼吸系统功能，阻碍康复进程。

四、肺气肿

(一) 概述

肺气肿是一种严重影响呼吸功能的肺部疾病。在肺气肿患者中，肺泡受损，内壁破裂导致多个小肺泡合并成一个大肺泡，减少了肺部的表面积，影响了氧气的吸收。同时，受损的肺泡可能导致气道塌陷，使得吸入的空气无法顺利排出，新鲜氧气也难以进入血液循环，加重了缺氧症状。肺气肿患者的肺组织失去了正常的弹性，呈现出一种弹性减弱的状态，导致肺部空气无法有效排出。此外，肺气肿还会影响肺部的小血管和气道，进一步影响了气流和血流的正常运行。呼吸急促是肺气肿最常见的症状之一。痰液淤积可能会导致患者出现咳嗽症状。部分患者可能会经历喘息，并且随着时间的推移，患者对体力活动的耐受性也会下降。肺气肿初期症状可能不明显，或者在体力活动时出现轻微的呼吸困难，随着病情的进展，呼吸困难逐渐加重，严重影响患者的日常生活。

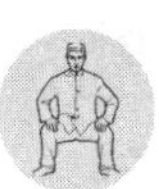

在中医理论中，肺气肿属于肺痿、肺燥等范畴，主要是外邪侵袭，肺失宣降，或长期病后肺气阴两伤，导致肺脏功能失调。现代研究认为肺气肿的主要致病因素或危险因素如下：①吸烟是肺气肿最主要的致病因素。吸烟导致肺组织破坏、气流阻塞、气道炎症，增加气流阻塞。②抗胰蛋白酶缺乏，致使肺部无法有效对抗胰蛋白酶的破坏作用，导致肺部组织损害。③空气污染导致气道炎症和肺组织损伤。④气道反应性动作，如支气管哮喘，已被证明是肺气肿发展的风险因素。⑤遗传。家族史中有肺气肿患者会增加患病风险，可能与遗传敏感性或反应有关。⑥性别。男性比女性更容易患肺气肿，可能与激素差异有关。⑦年龄。老龄化是肺气肿的风险因素，随着年龄增长，肺功能下降，易受损伤。

中医药治疗肺气肿着重于调和阴阳，疏风解表，化痰止咳，养阴清热。传统功法如太极拳、气功、推拿功法等对于肺气肿的康复亦有益处。这些轻柔的运动不仅能增强身体的整体功能，还能改善呼吸系统的功能，提高患者的肺活量和呼吸效率。镇静心神，调节气机的功能，也对恢复肺的正常功能起到辅助作用。

（二）功法方案

少林内功其独特之处在于，它通过锻炼姿势配合深呼吸，能够有效调节人体内部气机，促进气血流通，从而对多种疾病有干预作用。肺气肿作为一种常见的慢性呼吸系统疾病，其主要病理特征是气体交换受阻，导致患者呼吸困难。少林内功通过特定动作的实践，譬如“凤凰展翅”“前推八匹马”“倒拉九头牛”“霸王举鼎”等，可以有效地干预肺气肿的治疗过程。

“凤凰展翅”通过模仿凤凰振动翅膀的动作，能够增加肺部的扩张能力，从而改善呼吸功能，它还有助于促进胸腔内的血液

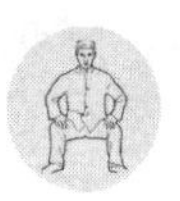

循环，进而提升肺部在吸收氧气和排放二氧化碳方面的效率。在“前推八匹马”这个动作中，通过向前推出的力量来强化腹部和胸肌的力量，有助于增强呼吸肌的耐力和力量，对于患有肺气肿的人来说，强壮的呼吸肌也意味着更为高效的呼吸功能，可减轻气流受阻引起的呼吸困难。“倒拉九头牛”通过向后拉动的动作，加强了背部肌肉和脊柱的稳定性，这不仅有助于改善姿势，还增强了胸腔扩张能力，提高呼吸效率。良好的姿势能为肺部提供更多扩张空间。“霸王举鼎”作为一种类似于举重的动作，它不仅锻炼了全身力量，还通过深层呼吸来强化膈肌的功能，这对改善呼吸功能至关重要。膈肌作为一个关键的呼吸肌，其功能的增强能够有效提高肺部功能，对预防肺气肿的进一步发展具有重要作用。

（三）方案分析

定期锻炼对于肺气肿患者来说至关重要，因为它有助于维持呼吸系统的活跃性，促进气道的通畅，提高黏液的清除能力，以及通过增加呼气气流和运动诱发的咳嗽来促进痰液的排出。

有氧运动是一种运用大肌肉群，以稳定且有节奏的速度进行的运动方式。这种运动不仅可以增强心脏和肺部功能，提升耐力，还有助于身体更有效地利用氧气资源。随着时间的推移，有氧运动可以逐渐改善呼吸功能。

少林内功作为一种综合训练方法，融合了上述肺康复治疗方法的优势。少林内功强调呼吸技术的训练，其中的“嗨声发力”理念可以增强膈肌的活动，促进膈肌向下运动，从而扩张肺部容积，改善气体交换效率。少林内功的呼吸训练部分包括隔膜呼吸、缩唇呼吸和用力呼气等技术的结合，有助于肺气肿患者改善呼吸模式，减轻呼吸困难。此外，少林内功的下肢裆势锻炼法和上肢练习也非常符合肺康复的原则。下肢的锻炼可以增强

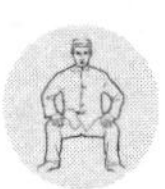

身体的耐力和代谢率，促进全身血液循环，进而改善肺部气体交换。上肢的练习有助于增强肩部和手臂的肌肉力量，提高上肢的功能活动能力，减少呼吸困难对日常生活的影响。

（四）习练注意事项

（1）咨询专业人士。在开始任何锻炼计划之前，肺气肿患者应咨询医生或专业医疗人员。医生可以根据患者的具体情况和健康状况提供个性化的锻炼建议。

（2）逐渐增加强度。肺气肿患者应该从较低的强度和持续时间开始锻炼，然后逐渐增加。避免突然过度劳累或剧烈运动，以免加重呼吸困难或引发其他健康问题。

（3）定期休息。在锻炼过程中要定期休息，允许肺部和身体有时间适应运动的压力。合理安排锻炼和休息时间，避免长时间连续运动。

（4）避免过度疲劳。注意观察身体疲劳的迹象，如气促、胸闷、头晕等。如果感到过度疲劳或出现不适，应立即停止锻炼，并及时休息。

（5）保持水分摄入。在锻炼过程中保持充足的水分摄入，以防止脱水。适当补充水分有助于维持体温和呼吸道的湿润。

（6）避免极端气候。避免在极端气候条件下进行锻炼，如高温、高湿度或严寒的环境中。这些条件可能会加重呼吸困难并增加身体的负担。

（7）监测症状。在锻炼过程中要密切关注自己的身体状况和呼吸情况。如果出现异常症状，如胸痛、呼吸困难持续加重等，应立即停止锻炼并就医。

（8）注意环境。在进行户外锻炼时，选择空气清新、通风良好的环境，避免空气污染和有害气体的接触。

（9）预防呼吸道感染。避免与流感患者直接接触。在人群

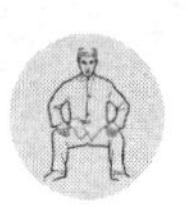

密集场所可采取佩戴口罩等措施。

第二节　少林内功在心脑血管疾病中的应用

一、高血压病

（一）概述

高血压，也称为动脉高压症，其病理特点是动脉血压持续升高，伴有或不伴有心脏、脑、肾脏及血管器质性或功能性改变。这种疾病可能表现为单纯收缩压或舒张压升高，也可能两者同时升高。在中医学中，高血压属于眩晕、头痛等病症范畴。中医学认为，高血压的发病与饮食失节、情志所伤、劳倦内损等因素有关。此病与肝、肾、心、脾、脑等脏器相关，尤其是与这些脏器的功能和健康状态密切相关，是一种全身性疾病。

高血压可分为以下几种类型：①原发性高血压，是一种没有明确原因的高血压，通常会随着时间的推移逐渐发展。②继发性高血压，由潜在的疾病或特定药物引起。继发性高血压发病较快，并导致比原发性高血压更高的血压水平。可能导致继发性高血压的疾病包括阻塞性睡眠呼吸暂停、肾脏疾病、肾上腺肿瘤、甲状腺疾病及先天性血管缺陷等。而可能导致继发性高血压的药物包括避孕药、感冒药、减充血剂、可卡因和苯丙胺等。③妊娠高血压。妊娠高血压发病机制较为复杂，会导致多种病理改变。目前妊娠高血压疾病可分为妊娠期高血压、子痫前期/子痫、妊娠合并慢性高血压、慢性高血压并发子痫前期。以上所述的类型是高血压的一般分类，患者需要根据医生的建议进行不同的治疗和管理。

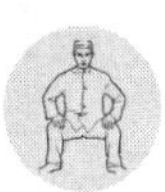

传统功法，如太极拳、八段锦和推拿功法等，也是调控高血压的有效手段。这些以柔克刚、动静结合的健身方法，不仅能够强身健体，还能调节人体的阴阳平衡，对于预防和治疗高血压有着积极作用。长期坚持练习，可以显著改善心血管功能，降低血压。传统功法强调的是通过自然疗法调节和恢复人体的自我平衡，探求病因、治疗和预防的统一。这些方法各具特色，互相补充，为高血压患者提供了更多的选择。

（二）功法方案

在探讨功法锻炼的过程中，动静结合的原则被誉为高效而深入的训练方式。这种方法强调由浅入深、由简到繁、循序渐进地进行，旨在通过科学合理的方式达到事半功倍的效果。特别是在少林内功的实践中，这种分阶段、有序的锻炼过程表现得尤为明显。

少林内功锻炼分为两个主要阶段。第一阶段是心静体松，这是锻炼的基础，要求练习者在内心达到一种宁静的状态，同时保持身体的放松。这个阶段对于后续的练习至关重要，因为只有当心态平和、身体放松时，才能更好地进入下一步的锻炼。实践表明，掌握这一阶段的技巧，不仅可以取得初步的治疗效果，同时也为进一步的锻炼打下坚实的基础。

第二阶段是肢体导引，即通过特定的动作引导气血在体内正常运行。这一阶段要求练习者通过意念来引导气流，进而促进气血的流动，帮助调节身体机能。这种方法是防治高血压等疾病的基本手段。只有在第一阶段的基础上，通过正确的引气方法，才能有效地达到调节身体功能、治疗疾病的目的。因此，在进行这一阶段的锻炼时，必须建立在坚实的基础之上，并在专业人员的指导下进行，以确保安全性和有效性。

为了具体实施上述原则，推荐了几种具体的少林内功基本

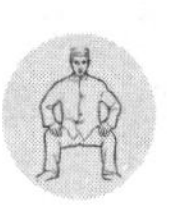

动作，如“凤凰展翅”“怀中抱月”“风摆荷叶”等。这些动作能有效地帮助练习者在实践中掌握心静体松和肢体导引的要点。通过每天 2 次、每次约 15 分钟的练习，每个动作单独练习 5 分钟，练习者可以逐步提高自己的功法水平，最终达到锻炼的目的。

（三）方案分析

高血压是导致心血管疾病的一大危险因素，与缺乏锻炼的生活方式密切相关。研究表明，适当的身体运动，包括有氧运动和阻力运动，能有效控制血压，延缓高血压的发展。专业机构建议，每周至少进行 3 天的中等强度有氧运动，每次至少 30 分钟，或一周内进行 2～3 天的阻力运动，这样的锻炼不仅能降低血压，还能长期维持血压在一个比较正常的水平，大大降低心脑血管事件的发生率。

国内外专家通过研究证实了传统疗法对高血压患者有显著疗效。这种非药物疗法不仅能对通过药物控制的高血压患者产生积极影响，使其药物用量明显减少，还能在更广泛的层面上，通过减缓或阻断高血压对全身血管及脏器的损害，展现了其深远的治疗价值。这主要得益于传统功法锻炼能使人体进入一种“松弛反应”的状态。此状态下，人体的交感神经活动减弱，动脉血乳酸含量降低，代谢率下降，肾素活动性降低，从而导致血管紧张素分泌减少，血管紧张程度缓解，血压下降。这一系列生理反应大幅降低了脑卒中的风险，对早期高血压患者尤为有益，不仅可以避免病情的进一步发展，还能减少降压药的使用量。因此功法锻炼是治疗高血压的重要手段。

少林内功，是源自中国武术的一种内在修炼方式，它不仅是武术高手们提升内力、锻炼身体的重要手段，也是普通人群提升健康水平的有效途径。少林内功的练习方式独特，通过一系列的呼吸、冥想、运动等方式，来调整和改善人体的生理和心理状

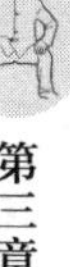

态。特别是对于心血管疾病患者，少林内功展现出了其独特的治疗和康复价值。

少林内功中的肢体活动，主要通过离心收缩和等长收缩这两种方式来进行。离心收缩是指肌肉在伸展时产生力量，而等长收缩则是肌肉在不改变长度的情况下产生力量。这两种收缩方式对心血管系统的影响是显著的，能够有效地提高心脏的供血能力，增强血管的弹性，从而在降低血压的同时，提高心血管系统的整体功能。

（四）习练注意事项

（1）获得医生许可。开始任何锻炼计划之前，高血压患者应先获得医生的许可，遵循医生提供的锻炼强度指南，以确保安全和避免潜在并发症。

（2）少林内功与药物治疗结合。虽然少林内功锻炼对高血压有益，但它不能完全代替药物治疗。结合使用时，可以逐步减少药物剂量至维持血压稳定的最低量。

（3）监测身体状况。在开始或增加少林内功锻炼强度时，应在锻炼前后测量脉搏和血压。对于有其他并发症的患者，应根据具体情况制订锻炼方案，并采取加强监测措施以预防意外。

（4）专业指导。高血压患者进行少林内功锻炼应在专业人员的指导下进行，避免盲目锻炼和不科学因素的影响。

（5）注意禁忌证。存在一些禁忌证条件，如未控制好的高血压、重度高血压、心功能衰竭等，这些患者不宜进行少林内功锻炼。

（6）避免等距收缩。等距运动可能导致血压急剧上升，特别是 Valsalva 动作，这对于高血压患者来说可能是危险的。因此，应避免进行等距运动和 Valsalva 动作。

（7）渐进式锻炼。对于初次尝试少林内功的高血压患者，应

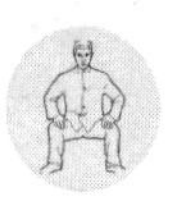

采用渐进式锻炼计划。开始时，锻炼的强度和持续时间应较低和短，随着身体的适应和健康状况的改善，逐渐增加锻炼的强度和时间。这有助于避免过度负荷和潜在的健康风险。

(8) 合理饮食。少林内功锻炼与健康饮食相结合，可以更有效地控制高血压。建议采用低盐、低脂、高纤维的饮食模式，多吃新鲜蔬菜和水果，减少加工食品和高脂肪食品的摄入。良好的饮食习惯可以辅助降压，同时提高少林内功锻炼的效果。

(9) 保持持续性。治疗高血压是一个长期的过程，需要持续的努力和坚持。少林内功作为一种生活方式的调整，应该成为日常生活的一部分。定期和持续的锻炼不仅能帮助控制血压，还能增强心肺功能，提高身体的健康水平。

(10) 心理调适。高血压患者在进行少林内功锻炼时，不仅要关注身体的变化，还应该注意心理健康的调适。少林内功锻炼中的冥想和呼吸练习有助于缓解压力和焦虑。保持积极乐观的心态，对高血压的改善和控制至关重要。

(11) 定期复查。即使在进行少林内功锻炼并感觉良好的情况下，高血压患者也应定期复查，进行血压和相关健康指标的复查。这有助于医生评估锻炼计划的效果，必要时调整治疗方案。

总结来说，少林内功可以作为高血压治疗的辅助手段，但必须在医生的指导下进行，并注意个人的健康状况和特定禁忌证，避免不适宜的运动方式，以确保安全。通过遵循上述建议，少林内功在干预治疗高血压的过程中可以发挥更大的作用。

二、心肌炎

(一) 概述

心肌炎是一种心脏疾病，涉及心肌的炎症反应，这种炎症可能是局限性的或弥漫性的，可以根据疾病的进展速度分为急性、

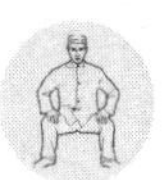

亚急性和慢性心肌炎。这种疾病不仅对个体的健康构成重大威胁,还可能导致长期的健康问题,包括心力衰竭和心律失常等。在临床实践中,诊断心肌炎的过程通常涉及一系列细致的实验室检查,这些检查旨在评估心脏的功能状态和炎症的程度。通过血液检测等检查,医生能够评估心脏受损和炎症的程度,从而为心肌炎的诊断提供重要依据。这些检查结果对于制订治疗计划和预测病情发展具有重要意义。

从中医角度看,心肌炎多由外感风寒、情志不畅、饮食不节等因素导致心脏气血运行不畅,心脏脏腑功能失调所致。现代研究认为心肌炎的病因多种多样,其中病毒感染是最常见的原因。病毒,如柯萨奇病毒、爱泼斯坦-巴尔病毒、巨细胞病毒等,通过感染身体细胞并引发免疫反应,最终可能导致心脏炎症。除了病毒,其他微生物如细菌、真菌和寄生虫,也可能是心肌炎的病原体。

推拿功法治疗心肌炎,主要通过手法按摩特定的穴位和经络,以达到疏通经络、调和气血的效果。常用的手法包括点、按、推、揉等,操作时要轻柔细腻,遵循经络走向,以免造成损伤。如内关穴,位于手腕掌侧,腕横纹上两寸,掌长肌腱和桡侧腕屈肌腱之间,属心包经,有调心安神的作用;神门穴,在手腕掌侧横纹尺侧端,尺侧腕屈肌腱的桡侧凹陷处,归心经,能够宁心安神,调和心气。按揉这些穴位,可以帮助改善心肌炎患者的心悸、失眠等症状。

(二)功法方案

在防治心肌炎方面,少林内功采取的是一种整体调养的方法,强调的是因人制宜、以静功为主的原则。通过调养脏腑、平衡阴阳、护持正气,从而达到增强体质、预防疾病的目的。

少林内功作为一种传统的身心修炼方法,在心肌炎的防治

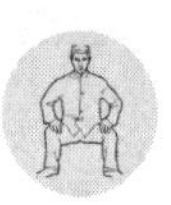

中展现出了独特的价值。通过调养脏腑、平衡阴阳、扶助正气，不仅能够辅助治疗心肌炎，还能够提升个人的整体健康水平。在实践这些动作时，建议每式单独练习 5 分钟，每天进行 2 次练习，每次练习大约 15 分钟。这种分段的练习方法能够使身体得到充分的休息和恢复，同时保证练习的质量和效果。

（三）方案分析

心脏健康是人类健康的核心要素之一，维护心脏健康通常涉及锻炼、保持正常血压和加强心肌功能。然而，对于受心肌炎影响的人群来说，传统的锻炼理念并不完全适用。心肌炎是一种由病毒感染引起的心脏炎症，对心脏健康造成了巨大威胁。研究显示，心肌炎是年轻人心源性猝死的第三大原因，这主要是因为锻炼可能会加剧心脏的损伤。

在众多康复方式中，少林内功作为一种源远流长的中国传统功法，因其独特的调身、调息与调心练习特色，为心肌炎患者提供了一种温和而有效的康复路径。

实践表明，少林内功不仅能够改善身体健康状况，还能够提高人的精神面貌和生活质量。在心肌炎的防治中，少林内功通过细腻而深入的调整和修炼，能够有效促进心肌的血液循环，增强心脏功能，减轻心脏病症状，从而起到辅助治疗的效果。具体到实践方法，“凤凰展翅”“怀中抱月”“风摆荷叶”等动作，都是少林内功中的基础动作。这些动作不仅能够开展胸腔，促进心脏血液循环，还能够调节人体的气血，平衡阴阳，强化身体的内在力量。①“凤凰展翅”：此动作模仿凤凰振翅飞翔的姿态，能够有效地拉伸胸肌，增强胸廓的扩展能力，对于改善心肌供血有一定的辅助作用。②“怀中抱月”：此动作象征着怀抱明月，有助于心胸的开阔，促进心灵的宁静，同时对于调和心脏功能有积极影响。③“风摆荷叶”：此动作仿佛荷叶随风摆动，可以增强腰背的

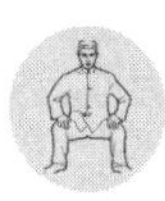

力量，改善身体的柔韧性，有助于促进腰腹区域的血液循环。

对于心肌炎患者而言，除了身体上的恢复，情绪的管理和心理的调适也极为重要。心肌炎的康复过程可能长达数月，这期间患者可能会经历焦虑、压力等负面情绪。少林内功的练习，通过调心的过程，有助于患者缓解情绪压力，增强心理韧性。通过持续的练习，患者可以学会管理自己的情绪，学会面对疾病带来的心理压力，从而在心脏病的康复过程中起到整体调和的作用。

少林内功作为一种综合身心调节的传统功法，在心肌炎患者的康复中展现了其独特的价值。它通过调身、调息、调心的练习特点，为患者提供了一种温和而有效的锻炼方法，不仅促进了身体的恢复，还为心理健康提供了重要支持。在现代医学康复领域，少林内功的应用展现了传统功法在现代社会的实际价值，为心肌炎等心脏病患者的康复提供了一种全新的视角和方法。

（四）习练注意事项

（1）少林内功锻炼与药物治疗的综合应用。虽然少林内功锻炼本身并不能取代直接面向心肌营养和抗病毒的药物治疗，但当其与药物治疗相结合时，可以增强治疗效果，加快疾病恢复过程。因此，在进行少林内功锻炼的同时，不可擅自停药，应继续遵循医嘱服用相关药物。

（2）锻炼过程中的身体监测。进行少林内功锻炼时，尤其是在增加锻炼强度时，应定期监测个体的脉搏和血压，以确保锻炼在安全范围内进行。身体反应应作为调整锻炼强度和频率的参考。

（3）在专业指导下进行锻炼。为保证安全性和有效性，应在专业人士的指导下进行少林内功锻炼。这有助于确保锻炼量和强度适合个人的健康状况和恢复程度。

（4）心肌炎患者的少林内功锻炼禁忌。对于心肌炎患者，以

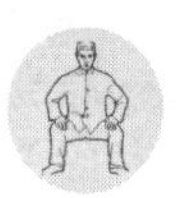

下情况应视为进行少林内功锻炼的禁忌:①锻炼后症状有加重趋势。②在运动负荷监测期间出现严重的心律不齐、心电图 ST 段异常。③病情严重时,需主要依靠药物治疗。

(5) 心肌炎中的适度锻炼和注意事项。轻度心肌炎可能不会明显影响日常活动,但为确保安全,以下通用锻炼技巧应当记心中:①适度进行,避免过快或过于频繁的锻炼。②保留足够的休息时间。③避免在极端天气或恶劣地形中锻炼。④适当补水,但避免过量以预防水肿。⑤在锻炼后应避免立刻进行极冷或极热水浴以减轻心脏负担。

通过遵循上述注意事项,将少林内功锻炼和药物治疗相结合,心肌炎患者可以在保证安全的前提下,充分利用少林内功的健康益处,助力疾病的恢复与健康的维持。

三、肺源性心脏病

(一) 概述

肺源性心脏病,简称为肺心病,是指一组因肺部病变导致肺动脉压力升高,进而引起右心室增大或功能障碍的疾病。肺心病根据病程发展的速度和特性,可以分为急性和慢性两种形态。

肺心病可由多种因素引起,主要是肺部病变导致右心室负荷增加,进而影响心脏功能的疾病。在中医学领域,该病症被视为肺心病或肺痹,其治疗原则依托于整体调理和辨证施治的理念。中医认为,肺主气、心藏神,肺与心的功能相互依存,肺的传输功能不畅将直接影响心脏的功能,进而影响气血运行和脏腑功能。

通过日常练习传统功法的方式,实现对肺源性心脏病的全面调理和治疗,其核心在于调和肺心之间的功能,促进气血运行,恢复机体的自然平衡。这些方法的综合应用,对于改善患者的生存质量、延长生命具有积极的促进作用。

（二）功法方案

少林内功，历史悠久，是中国武术宝库中的瑰宝，它以独特的呼吸法、动作和内在修炼为核心，不仅能增强身体健康，还能在一定程度上干预治疗肺心病，可以习练“前推八匹马”“倒拉九头牛”“霸王举鼎”“凤凰展翅”等功法。

“前推八匹马”动作主要模拟用双手推动八匹马的动作，以此作为加强上身力量的基础训练，提升呼吸能力。通过这种练习，使得横膈更紧密地贴合在肋骨的内侧，同时，结合深呼吸与动作的配合来增强肺部的功能并提高心脏的泵血量。这对于心肺疾病患者的康复特别有益。

“倒拉九头牛”是一种通过虚拟拉动重物，以提升内在力量和外在肌肉耐力的训练方法。这种方式不仅可以增强上肢力量，而且通过深呼吸与动作的结合，有效促进血液循环，增强心肺功能。

“霸王举鼎”则侧重于利用想象中举起极重之物的方式来锻炼人的力量和意志，同时配合深呼吸，对提升心肺功能及增强人体整体的耐力有很好的效果。

“凤凰展翅”，双臂屈肘，交叉胸前，展翅如弓，动作优雅而富有张力，能极大地扩张胸腔，促进气血循环，加强肺部的换气功能，对防治肺心病亦有积极意义。

这些少林内功的功法方案，不仅仅是一种物理性的锻炼，更是一种对身心的全面调养。在正确引导和实践下，能够有效帮助患有肺心病的人士缓解症状，提高生活质量。当然，这需要在专业人士的指导下进行，确保安全和效果。

（三）方案分析

近年来，针对肺心病患者，尤其是伴有肺动脉高压的个体，

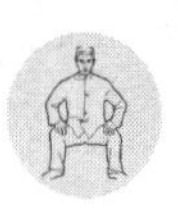

管理策略的演变引起了医学界的广泛关注。传统上，基于对肺动脉高压患者在接受锻炼时可能遇到的风险（如心律不齐、低血压等）的担忧，医生和患者往往回避锻炼活动。这种担忧来源于对肺动脉高压患者体内生理反应的初步理解，使避免运动变成了一种普遍的建议。尤其在锻炼时，加剧的心脏压力被认为可能会加重患者的病情。

少林内功通过特定的呼吸操控技巧和胸廓扩张运动的结合使用，可以帮助清除呼吸道分泌物，预防气管痉挛。这种通过调节呼吸深度和频率来清洁并开放气道的技巧，在呼吸物理治疗领域已被证明具有重要意义。习练少林内功可增强呼吸肌肉（尤其是膈肌和肋间肌）的收缩功能，能有效改善肺通气功能和增加肺容量。此外，适当的呼吸控制还能提高动脉氧分压，并通过改善气体交换，增加血液中氧饱和度，从而提升整体的心肺运动耐量。少林内功可降低交感神经系统的过度兴奋，有助于调节心率、降低血压，为身体创造一个更加平和稳定的内环境。这种心理与生理双重平衡的状态，能够提高练习者的自我运动效能，培养对康复过程的信心，并因此增加患者在康复治疗中的依从性。

（四）习练注意事项

（1）避免进行过量的等距锻炼，例如俯卧撑和仰卧起坐等。等距锻炼可能导致肌肉紧绷，而少林内功更注重肌肉的柔软性和流动性，以及通过呼吸和动作的协调配合增强身体素质。因此，建议肺心病患者采用更加柔和、流畅的动作，如太极拳或少林内功的基本动作。

（2）避免在极端天气条件下进行户外锻炼。极端的环境条件不仅会影响身体状态，干扰血液循环，还可能加重肺心病患者的病情。在这些条件下，室内练习，如少林内功呼吸法和基本手法，会是更加安全和有效的选择。在室内，还可以通过调节温湿度来创造一个更有利于锻炼的环境。

(3) 确保在运动过程中合理补充水分，避免脱水或过分饮水。在进行少林内功练习时，也要注意身体的需求，适时补充水分，特别是在高温天气练习时。同时，避免饮用冰冷的水，以保持身体内环境的稳定。

(4) 如果因任何原因中断训练计划，重新开始时应从较低的活动水平着手，并逐步调整回原来的练习难度和频率。少林内功的练习也适用此原则，逐步增加练习的时间和强度有助于避免过度劳累及其带来的负面影响。

(5) 在出现胸痛、头晕、不明原因的体重增加或肿胀等症状时，应立即停止锻炼，并寻求医疗帮助。即使是在进行温和的少林内功练习时，也应注意身体的任何不适反应，这些可能是身体发出的警示信号，提示需要调整锻炼计划或寻求专业医生的帮助。

四、动脉粥样硬化

（一）概述

动脉粥样硬化是一种渐进性疾病，由动脉内斑块积累引起，这些斑块主要由血液中的脂肪、胆固醇、钙和其他物质组成。随着时间推移，这些斑块会硬化并缩小动脉的内径，从而限制了充足的富含氧气的血液流向身体的各个器官和部位，引发一系列有潜在生命危险的疾病。动脉粥样硬化能发生在体内的任何动脉，如心脏、大脑、手臂、腿部、骨盆和肾脏的动脉。

治疗动脉粥样硬化疾病的策略包含有生活方式的优化、药物治疗、外科手术等方法。这些措施旨在实现多方面的目标，包括降低血栓形成的风险、防止因动脉粥样硬化引发的进一步心

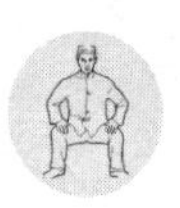

血管事件、减少动脉内斑块累积的危险因素、缓解患者的体征和症状，以及通过医学手段拓宽或创建绕过堵塞动脉的路径。调整生活方式是基础，包含饮食管理、规律锻炼、戒烟及控制体重。药物治疗旨在调节血脂水平、降低血压及预防血小板聚集，从而减少心血管疾病发生的风险。在某些情况下，心脏外科手术，如血管成形术或搭桥手术，是恢复或改善血流的有效方法。

中医认为动脉粥样硬化属于血瘀范畴，主要病因为情志不畅、饮食不节、运动不足等因素导致血液循环不畅而形成病变。传统功法如太极、气功等运动方式也对动脉粥样硬化的治疗具有积极作用。这些功法注重调理呼吸、舒筋活络，有助于增强体质、调整情绪，提高免疫力，从而降低患动脉粥样硬化的风险。在治疗过程中，建议患者遵医嘱进行综合调理，调整生活饮食习惯，适量运动，保持心情舒畅，从而达到更好的治疗效果。

（二）功法方案

少林内功，作为传统武术文化的重要组成部分，其独特的养生功效在当代持续受到关注。特别是针对动脉粥样硬化这一疾病，少林内功的锻炼干预显示出了独到的健康效益。动脉粥样硬化作为一种常见的心血管疾病，其主要特征是血管壁的厚度和硬度增加，血管弹性降低，进而影响血液流动，增加患心脏病、脑卒中等疾病的风险。少林内功通过特定的动作和呼吸技巧，有助于提升身体功能，改善血液循环，对抗动脉粥样硬化。

具体的功法方案中，“运掌合瓦”“三起三落”“仙人指路”是重要的组成部分。“运掌合瓦”要求练习者在保持身体稳定的同时，运劲于臂贯于指向前推出，有如屋瓦合拢，此动作有助于调节胸腔内压，促进心肺功能。“三起三落”则是指身体做出有节奏的起伏动作，模仿天地的运行规律，该动作能够促进气血流通，强化腰背力量。而“仙人指路”侧重于指、手的运动与呼吸的

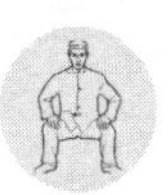

配合，通过精细化的手指运动，不仅能够锻炼身体柔韧性与协调性，还能够刺激相关经络，有助于调节内分泌，维护血管健康。

这些功法的实践，需结合正确的呼吸方法，即吸气时身体舒展，呼气时则收紧，以此方式保证体内气血的流动和分配达到最佳状态。长期坚持少林内功的练习，不仅可以强化体质，增加血管的弹性，还可以有效预防和干预动脉粥样硬化的发展。

虽然现代医学研究对少林内功对动脉粥样硬化的干预效果的探索仍在初步阶段，但已有的研究提示，结合传统功法的身心调理方法对提升个体健康、预防心血管疾病具有积极的意义。因此，作为一种兼具文化价值和健康效益的非物质文化遗产，少林内功值得被更多人了解和实践。

（三）方案分析

健康的生活方式，尤其是定期的体育锻炼，对于维持和促进心血管健康具有重要意义。在这个由快节奏生活主导的时代，理解并实践这种古老的智慧比以往任何时候都更加重要。运动不仅能够促进心血管健康，还能够帮助人们保持活力、延年益寿。托马斯·赛登哈姆(Thomas Sydenham)所强调的动脉健康的重要性，在今天看来不仅没有过时，反而更加凸显了其超前的洞察力。在追求健康和长寿的路上，我们或许应该更加重视体育锻炼对动脉系统的积极影响，正如托马斯·赛登哈姆所言，我们的动脉确实在很大程度上决定了我们的寿命和生活质量。

有研究揭示了运动对促进内皮细胞一氧化氮产生的重要性，这不仅仅局限于改善性功能，还关系到全身血管的健康。定期运动被证实可以增强内皮功能，提高其一氧化氮释放能力，这有助于保持动脉的弹性和健康，从而预防一系列心血管疾病。

运动对内皮细胞的积极影响还包括促进骨髓产生更多的内皮祖细胞，这些细胞能迁移到血管受损部位进行修复和再生。

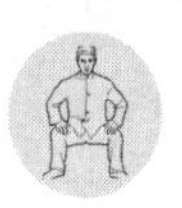

这为治疗血管疾病提供了一个潜在的新途径。冠状动脉疾病患者通过运动和其他治疗方式提高血液中内皮祖细胞的水平，可降低心脏事件风险、提高生存率。这些发现强化了运动作为一种重要的非药物疗法来预防和治疗心血管疾病的地位。它提示了一个重要的信息：虽然药物治疗可以在特定情况下提供立即的帮助，但长期而言，生活方式的改变，特别是定期锻炼，对于促进血管健康和预防疾病具有不可替代的作用。

少林内功，不仅是一种武术练习，还是一种身心综合修炼方法。它包含了调息、冥想、动作和内在力量的培养等多个方面，对于调节人体功能、提高身体免疫力及促进身心健康具有显著效果。

少林内功通过调息和冥想练习，有助于减少应激反应，降低体内激素水平，进而减轻对血管内皮细胞的损伤。应激状态下体内激素如皮质醇增加，是促进动脉粥样硬化的重要因素之一。通过少林内功练习，可以有效减轻这种损伤，减缓动脉粥样硬化的进展。少林内功中的动作练习，能够提高身体的柔韧性和力量，改善心血管功能。这些练习能够促进血液循环，增加血流量，通过机械刺激帮助改善内皮细胞功能，增强血管的弹性。此外，一些动作还能够促进腹部深层肌肉的工作，帮助改善胰岛素敏感性，控制血糖水平，间接降低动脉粥样硬化的风险。练习少林内功还可以帮助控制体重。体重过重和肥胖是导致动脉粥样硬化的重要因素之一。通过调节饮食和进行规律的少林内功练习，可以有效控制体重，减少脂肪积聚，降低患心血管疾病的风险。少林内功的练习也能够帮助提升个体的心理健康水平，减少抑郁和焦虑情绪。心理状态的改善有助于降低慢性应激反应对心血管系统造成的负面影响，因此对预防和控制动脉粥样硬化有积极作用。

（四）习练注意事项

（1）心理疏导的重要性。考虑到心脏病发作者中有相当一部分人会出现抑郁症状，练习少林内功的同时，应该给予患者及时的心理疏导。少林内功不仅是一种身体锻炼，还是一种精神修养的过程。它可以帮助患者调整情绪、缓解抑郁症状，从而使患者更好地参与到身心的恢复过程中来。

（2）谨慎进行体力活动。鉴于动脉粥样硬化造成的损害在大多数情况下无法逆转，患者在练习少林内功时需要进行个体化的评估和调整。尤其是初学者和身体状况较差的患者，在进行体力活动前应该咨询医生或专业教练的意见，以避免过于激烈的运动可能对心血管系统造成的额外负担。

（3）防止摔倒的对策。特别是对于老年人和身体状况不佳的患者，在练习少林内功时要特别注意防摔措施。练习场地应选择平坦、防滑、有足够空间的环境。同时，对于需要服用可能导致头晕或昏昏欲睡的药物的患者，在练习前应评估药物的可能影响，并在必要时在医生或治疗师的监督下进行。

总结来说，在利用少林内功干预动脉粥样硬化时，需结合个人的具体健康状况和医生的指导，注意抑郁症状的及时疏导、适量的体力活动以及营造一个安全的练习环境，以确保少林内功练习的有效性和安全性。

五、轻度认知障碍

（一）概述

阿尔茨海默病（Alzheimer disease，AD），俗称老年性痴呆，是一种起病隐匿的进行性神经系统退行性疾病。随着人类社会进入老龄化时代，老年性痴呆的患病率不断攀升，已成为影响全球老年人口健康的重要问题。特别是随着老年人口的增加，老

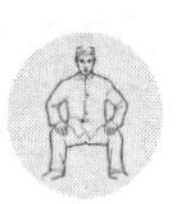

年性痴呆的发病率及其对社会和家庭的影响也在不断加重。由于老年性痴呆在中晚期阶段难以通过治疗获得显著改善，因此，病情的早期诊断和干预尤为重要。

在探讨老年认知障碍的早期阶段，学者们提出了多种术语和概念，如良性老年性健忘（benign senescent forgetfulness，BSF）、年龄相关性记忆障碍、年龄相关认知功能衰退（age-associated cognitive decline，AACD）和非痴呆的认知损害（cognitive impairment-no dementia，CIND）等。这些术语反映了研究人员对阐释老年期轻微认知功能降低的不同理解。

轻度认知障碍（mild cognitive impairment，MCI）作为一种介于正常老化与明确痴呆状态之间的过渡期病理状态，已逐渐引起医学界的高度关注。MCI 的关键临床特征包括记忆力相对保留、注意力降低、执行功能下降和信息处理速度减慢等。据统计，每年有 10%～15%的 MCI 患者最终发展成为老年性痴呆，而且其中多达三分之二的老年性痴呆病例源自 MCI 的进展，尤其是阿尔茨海默病。这一事实凸显了 MCI 早期诊断和及时干预的重要性。

针对 MCI 的症状，可以将其细分为遗忘型轻度认知障碍和非遗忘型轻度认知障碍两大类。遗忘型表现为明显的记忆功能衰退，根据受损认知域的数量，进一步细分为单纯记忆损害型和多认知域损害型；而非遗忘型则主要表现为除记忆外的其他认知功能损害，这包括但不限于非记忆单一认知域损害型和非记忆多认知域损害型，这往往预示着额颞叶变性、路易体痴呆等疾病的早期出现。

在当前的医学研究环境中，对于轻度认知障碍的深入了解和早期诊断越发显得重要。积极干预 MCI 不仅可以延缓其向全面痴呆的转化进程，还可以显著提高患者生活质量，减轻家庭

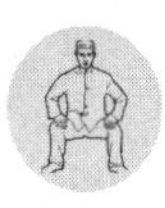

和社会的负担。在此过程中，为患者提供个性化的干预策略，如认知训练、生活方式调整和药物治疗，将是未来研究的重要方向。同时，持续的科学研究和技术进步也为早期诊断和干预提供了新的可能性，例如通过高精度成像技术、神经生物标志物和人工智能算法等手段，提高对 MCI 及其向痴呆转化过程的识别和预测能力，是目前科研人员努力的重点之一。

随着对老年性痴呆及其早期阶段——轻度认知障碍 MCI 认识的深入，科研人员和医生正不断优化和更新 MCI 的诊断标准，以期实现更早期的识别和干预。Petersen 在 1991 年首次提出了 MCI 的诊断标准，这一标准基本上为后来的研究打下了基础。而上海市精神卫生中心针对中国人群的临床实际，提出了具有较强适用性的 MCI 诊断标准。

随着医学技术的进步，尤其是在神经影像学、生物标志物以及认知神经科学方面取得的新进展，MCI 的辅助诊断方法也在不断更新。以下为部分更新的诊断技术及研究进展。

1. 神经影像学更新

近年来，fMRI 和 PET 在 MCI 诊断领域得到了更广泛的应用。尤其是采用 Amyloid PET 技术，可以在临床上直观地评估患者大脑中 β-淀粉样蛋白的积累情况，这是 AD 的重要病理特征之一。除此之外，基于人工智能的图像分析技术正逐渐被开发和应用于 MRI 图像的解读中，提高了早期诊断 MCI 的准确度和效率。

2. 生物标志物的研究进展

在诊断 MCI 及其转化为 AD 的过程中，血液和脑脊液(cerebrospinal fluid, CSF)中的生物标志物正日益受到重视。血液中的神经元源性炎症因子(如 Tau 蛋白)水平，和 CSF 中的 β-淀粉样蛋白 42、总 Tau 蛋白以及磷酸化 Tau 蛋白的比率，都

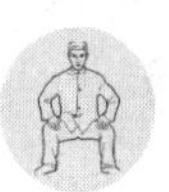

已被证实与 MCI 和 AD 的进展密切相关。此外，基于血浆多种生物标志物的检测技术，正如 P-tau181 和 P-tau217 等，也可能在未来提供更便捷、低侵入性的早期诊断方法。

3. 认知评估的进展

与此同时，认知功能的评估工具也在不断完善之中。传统的简易智力状态检查量表（mini-mental state examination，MMSE）、蒙特利尔认知评估量表（Montreal cognitive assessment，MOCA）等测试虽然依然是临床上评估认知功能障碍的重要工具，但现在已经有了更为复杂和具有操作性的认知测试，这些测验能够更精细地检测不同认知领域的损伤情况。例如，联合采用多个任务的认知神经科学评估方法，可以更加全面和深入地评估记忆、注意、执行功能等多个方面的损害，从而在 MCI 的早期阶段做出更为准确的诊断。为了改善 MCI 患者的生活质量，科学家们不断探索更有效的治疗方法。药物治疗尽管是主流方法之一，但近年来，更多的研究开始聚焦于非药物的治疗手段，诸如生活方式调整来缓解或延缓认知衰退。

在药物治疗方面，益智药、钙离子拮抗剂、麦角生物碱类制剂、银杏叶提取物及胆碱酯酶抑制剂等是目前应用较广的药物。这些药物通过不同机制作用于改善或稳定患者的认知功能。例如，胆碱酯酶抑制剂可以通过增加大脑中的乙酰胆碱浓度来改善记忆和其他认知功能。除此之外，近年来的研究发现，尼莫地平联合维生素 B_{12} 和叶酸的组合疗法在改善 MCI 患者的认知功能方面显示出一定的优势。这种组合疗法可能通过多种机制共同作用，如改善大脑血液循环、促进神经保护和修复等，从而在一定程度上改善患者的认知状况。

随着对 MCI 研究的不断深入，现代医学开始关注到生活方式的调整在改善 MCI 患者认知功能中的重要作用。体育活动、

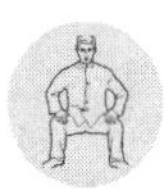

认知训练及社会互动被认为是其中三个关键要素。特别是，少林内功这一传统武术训练方式，因其独特的结合身体和认知刺激活动的特性，受到医学界的关注。少林内功通过一系列流畅的动作来训练注意力的集中和执行功能，同时，在集体练习的过程中增强社交联系，通过缓解压力和增强团队支持来改善认知。从神经生物学的角度来看，少林内功通过持续的训练可促进脑内海马功能的增强，提高突触的可塑性，促进新神经元的生成及血管功能的改进，延缓脑细胞的萎缩，进而有助于认知功能的提升。

尽管目前的药物治疗对于 MCI 的治疗还没有达成完全的共识，但是综合药物和非药物的治疗手段，尤其是加强生活方式的调整，可能为 MCI 患者提供一个更有效、更全面的认知功能改善方案。

（二）功法方案

在传统功法锻炼中，内功修炼被视为达到身心合一、提升自我修为的关键。近年来，随着现代医学和中医养生理论的持续融合，特别是对于 MCI 患者，探索将少林内功作为人工干预措施的可能性越发受到关注。MCI 是一种介于正常老化和阿尔茨海默病之间的状态，表现为记忆力、注意力及其他认知功能的轻微下降。借鉴少林内功功法，结合站裆势和“风摆荷叶”动作，有望为轻度认知障碍患者提供一种全新的非药物疗法。

站裆势是少林内功练习中的基础姿势，要求身体放松，两脚稍宽于肩，膝盖微曲，轻轻踮起脚跟，身体重心下沉。这个姿势有助于调整呼吸，静心凝神，增强下丹田的能量集中，可以视为内功修炼的“入门”姿态。而“风摆荷叶”动作，则是在此基础上，运劲提两掌并前推，至胸前交叉，右掌在左掌上交叉相叠，缓缓向左右外分，至掌与肘肩平。动作应和缓、连贯，既可锻炼身体

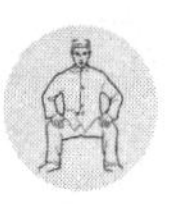

的灵活性与平衡性，又能够舒畅经络、调和气血。在练习时，配合“掌平气实”的概念，即在动作过程中掌虚松弹，轻轻引领气息，保持气贯于掌，使得内在气力与外在动作相辅相成。此外，“自觉神贯于顶”即是在练习中保持意识清晰，想象有一股力量从身体中心直达顶端，帮助练习者实现精神的集中与提升。这种“顶天立地”的姿态能够促进脑部血液循环，提升脑部氧气供应，从而对 MCI 有一定的积极影响。

整合这些少林内功元素，并在持续的实践中不断调整和完善，患有 MCI 的人可能会发现，这种古老的养生法不仅对身体有益，也能够在一定程度上缓解他们的认知障碍症状。当然，这种功法的练习应该在专业人士的指导下进行，确保安全性和有效性。结合现代医学的研究和跟踪，未来少林内功在认知障碍领域的应用，有望成为一个值得探索的新方向。

（三）方案分析

自 Fratiglioni 在 2004 年通过纵向研究揭示运动对认知和痴呆症影响的理论基础以来，相关领域的研究取得了显著进展。包括血管假说、认知储备假说和压力假说这三种假设，在近年的科学研究中得到了深入探讨和新的证实。随着技术的进步和研究方法的改进，更多的证据表明，体育锻炼对于预防和缓解认知衰退及痴呆症状具有潜在的重要性。

有关运动干预 MCI 的最新研究进展如下：①对认知机制的深入理解。最新的神经科学研究揭示了体育锻炼使大脑受益的更多机制。比如，定期运动被证明可以增加大脑中脑源性神经营养因子的水平，这是一种促进神经元生长和精神健康的蛋白质。脑源性神经营养因子的增加有益于海马神经生成，这个区域与记忆形成和学习能力紧密相关。这进一步证实了认知储备假说，即运动通过改善大脑结构和功能来增强认知能力。在压

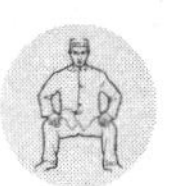

力管理方面，有研究指出，规律的身体活动可以降低皮质醇（一种压力激素）的水平，从而减轻压力并增进心理健康。这再次证明了压力假说，即运动通过减少压力对大脑的负面影响来维护认知功能。②心血管健康与认知功能。在血管假说方面，新的研究揭示了运动如何通过改善心血管健康来间接保护大脑功能的作用机制。例如，定期的有氧运动已被发现可以降低动脉硬化的风险，进而减少脑血管疾病的发生。这一点对于防止血管性痴呆的发展至关重要。③特定人群的研究。针对特定人群的研究也带来了新的见解。尽管早期的研究表明女性可能从运动中获益更多，但最近的研究开始探索性别、年龄乃至基因对于运动促进认知健康效果的影响。一些研究指出，不同的遗传背景可能影响个体对运动的反应，从而在预防认知衰退中表现出个体间的差异。④实用型研究的兴起。研究者们越来越关注如何将运动整合到日常生活中以促进老年人的认知健康。例如，结合认知任务的双任务运动训练（如边走边进行记忆训练）在一些研究中显示，不仅改善了参与者的身体健康，也显著提高了他们的记忆力和执行功能。⑤长期研究的重要性。长期跟踪研究正在进行中，以更全面地了解运动对认知健康的长期影响。比如，一些长达数十年的研究项目旨在揭示早期成年期开始的规律性有氧运动对晚年认知能力的潜在保护作用。综上所述，Fratiglioni 的研究为后来的科学探索奠定了基础，而近年来的进步明显地拓展了对于运动、认知健康与痴呆症预防之间关系的理解。随着研究方法的多样化和样本量的增加，越来越多的证据支持运动对于促进老年人乃至全年龄段人群认知健康的重要性。尽管仍有许多问题尚待解答，当前的研究趋势表明，将体育锻炼作为普遍和可行的预防措施，具有深远的公共健康意义。

少林内功，作为一种古老且独特的练习方法，自古以来就被

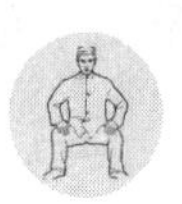

誉为身心修炼的绝佳方式。这种内功训练不仅仅是简单的肢体运动，还是结合了深呼吸、冥想、精准控制身体各部位的独特技巧，形成了一种全面提升身体健康状态的练习方式。随着科学研究的深入，现代医学已经开始揭示少林内功等传统运动对于脑部健康及认知功能维护的积极影响，尤其是它作为一种有效的有氧运动方式在预防认知功能减退方面的潜力。

有氧运动，顾名思义，是那些能够促进心肺功能、增加氧气摄入和利用的运动。长期以来，有氧运动被认为能够增强心血管健康，提高耐力和体力。近年来，越来越多的研究表明，有氧运动对大脑具有显著的益处。通过定期进行有氧运动，可以促使血管新生，增加脑组织的血液循环，从而为大脑的各个部位提供更多的氧气和营养。这种增加的血流不仅能够支持脑细胞的健康生长，还能促进受损神经的再生。此外，有氧运动还可以增强突触可塑性，即神经元之间连接强度的可调节性，这对学习和记忆非常关键。随着年龄的增长，突触可塑性可能会下降，导致认知功能减退。定期练习少林内功等有氧运动，可以有效延缓这一过程，维持大脑的灵活性和应对新事物的能力。

在抗氧化方面，有氧运动通过提高身体内抗氧化剂的水平，帮助抑制氧化应激。氧化应激是指身体无法有效中和自由基从而引发的一系列反应。这种状态对神经细胞极为不利，长期而言可能会导致认知能力下降。因此，通过增强身体的抗氧化能力，有氧运动能减少自由基对大脑的潜在损害。进一步来说，有氧运动还能调控自噬通路。自噬是一种细胞自我清理的过程，可以帮助细胞去除损坏的组分，确保其正常运作。在神经系统中，这一过程对预防神经退行性疾病的发生尤其重要。通过促进正常的自噬活动，有氧运动有助于维护神经元的健康，保护认知功能。

综上所述，少林内功这样的有氧运动，不仅能够增强身体健康，还具有改善和保护认知功能的潜力。它通过促进血管新生、增加脑组织血液循环、促进神经再生、增强突触可塑性、抑制氧化应激、调控自噬通路等多种途径，为大脑提供全方位的保护。因此，定期练习少林内功等有氧运动，对于预防认知功能减退、减少大脑损伤部位体积及减轻神经损害具有重要作用。

（四）习练注意事项

针对 MCI 的运动干预，制订安全而有效的计划非常关键，这要求深刻理解患者的独特需要和潜在限制。以下是一些确保运动干预既有益又安全的注意事项。

（1）个性化设计至关重要。考虑到 MCI 患者在身体状况、认知水平和生活习性上的巨大差异，运动方案需要针对个人情况进行定制。在制订运动计划前，进行全面的身体和认知评估是推荐的做法，以挑选出既安全又合适的运动类型和强度。

（2）精心选择运动种类和强度。研究支持有氧运动、力量训练、平衡训练和柔韧性训练能够有益于 MCI 患者的认知功能。应注意避免过度训练，以防受伤或健康问题，逐渐增加训练强度并持续监控反应是明智之选。

（3）确保安全优先。进行任何形式的运动前，首先要确保周边环境安全。使用需要特殊设备的运动时，应提供充分指导以确保正确操作，防止受伤。

（4）提供额外监督和支持。由于 MCI 患者可能存在执行功能问题，他们可能需要额外监督来保障运动计划的连续性和安全性。家人、朋友或专业人员的陪同和监督可以增强运动的成效和安全性。

（5）促进社交参与。患者可加入小组活动或寻找一个运动伴侣，不仅能增加运动乐趣，还有助于社交技能和情绪状况的改

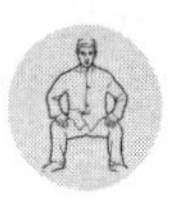

善，间接促进认知功能的提升。

第三节　少林内功在代谢类疾病中的应用

一、糖尿病

（一）概述

糖尿病是一种以高血糖为特征的慢性代谢性疾病，并且该病能够导致心脏病、脑卒中、肾脏疾病、视力损伤和神经损伤在内的一系列严重影响生命健康的疾病。在诊断过程中，空腹血糖＞7.1 mmol/L 或餐后 2 小时血糖＞11.1 mmol/L 是识别糖尿病的重要标准。糖尿病主要有四种类型：1 型糖尿病、2 型糖尿病、妊娠糖尿病和特殊类型糖尿病。

1 型糖尿病在糖尿病的发病率中占比较小，这种病型在儿童和青少年时期发病率较高，每日胰岛素治疗是重要的治疗手段。最新研究正在探索基因与环境因素如何共同作用，触发自身免疫反应破坏胰岛 β 细胞，但目前为止，对 1 型糖尿病的预防措施仍然有限。

2 型糖尿病是糖尿病发病的最常见的形式，它与生活方式因素紧密相关，如体重过重或肥胖、不足的体育活动、不健康的饮食习惯等。近年来对 2 型糖尿病的研究表明，即使是轻微的生活方式调整也能显著降低患病风险。除了生活方式的调整，药物治疗和监测血糖水平也是治疗 2 型糖尿病的重要组成部分。

妊娠糖尿病是一种在妊娠期间出现的高血糖状态，尽管这种高血糖状况大多在分娩后自行缓解，但它确实增加了妊娠女性未来发展为 2 型糖尿病的风险，并可能对孩子的健康产生长

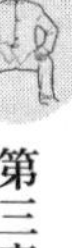

期影响。最新的研究强调,通过健康的饮食、适当的体育活动和定期监测,可以有效管理妊娠糖尿病,减少其对母婴的影响。

借助于现代医学和科学的进步,对这几种类型的糖尿病的理解和治疗变得更加深入和有效。然而,重点仍然是通过宣传和教育,提高对糖尿病的认识,鼓励健康的生活方式选择,以预防糖尿病的发生,尤其是2型糖尿病。同时,为那些已经患病的人提供个性化、全面的管理计划,以减轻病症、预防并发症,并维持较高的生活质量。随着研究的不断深入,希望未来能够在预防和治疗糖尿病方面取得更大的进展。

糖尿病的发病机制依其类别而有所不同,然而,不论是哪种类型的糖尿病,其共同点在于都会导致血液中糖分含量异常升高,这一情况若未得到妥善管理,将引发一系列严重的健康问题。1型糖尿病通常以胰腺无法生产足够的胰岛素为标志,目前认为它是由于人体免疫系统攻击并破坏负责生产胰岛素的胰岛β细胞所致。为何会发生这样的自我攻击,目前尚不完全了解,但研究指向遗传因素结合特定环境触发因素作为可能原因。与此相反,1型糖尿病的发展与体重无直接关联。2型糖尿病和糖尿病前期的发病机制则与体内对胰岛素的抗性有关,这导致胰腺无法产生足够的胰岛素来抵消这种抗性,从而引起血糖水平升高。虽然遗传和环境因素在发病过程中也起着一定的作用,但研究显示,超重和肥胖是2型糖尿病发展的主要风险因素。然而,并非所有患者都存在体重问题,表明其他因素也在发挥作用。妊娠糖尿病则是在孕期出现的,胎盘产生的激素会增加细胞对胰岛素的抗性。为了应对这种抗性,通常胰腺会增加胰岛素产量,但某些孕妇的胰腺无法适应这种需求,过多的葡萄糖积累在血液中,从而导致妊娠糖尿病。这种情况通常在妊娠后期发生,并且大多数女性在分娩后糖尿病症状会消失,但她们未来

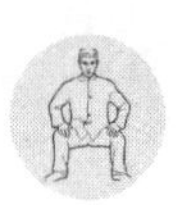

患2型糖尿病的风险会增加。综上所述，不同类型的糖尿病虽有其各自的发病机制，但高血糖所带来的长期健康风险是其共同特点，因此对所有糖尿病患者而言，维持血糖水平对糖尿病患者的治疗具有重要作用。

糖尿病是一种慢性疾病，随着患病时长增加，血糖控制不良将极大增加并发症的风险，这些并发症具有一定的致残风险，甚至危及生命。心血管疾病是最主要的并发症之一，持续的高血糖显著提高心脏病、心绞痛、脑卒中等心脑血管问题的风险。糖尿病还会导致神经损伤，常常以脚趾或手指尖的刺痛、麻木开始，逐渐向上扩散，影响更广泛的区域。

糖尿病不仅侵袭神经系统，还对肾脏功能造成重大损害。高血糖破坏肾脏的过滤系统，可能导致肾衰竭或需要透析治疗的终末期肾病。眼部也是其侵害的目标，可能导致视网膜病变进而造成失明，同时增加患白内障和青光眼的风险。此外，糖尿病还增加了足部损伤的风险，由于神经损伤和血液循环不良，使得足部容易发生感染和难以愈合的伤口。高血糖提高了皮肤受到细菌和真菌感染的风险，增加了皮肤疾病的患病率。更重要的是，糖尿病还可能影响听力，增加患阿尔茨海默病和抑郁症的风险，进一步衍生出管理健康的新挑战。总之，糖尿病患者必须严格控制血糖水平，以降低这些并发症的风险。定期检查、合理饮食和适量运动是管理糖尿病、避免并发症的关键措施。

妊娠糖尿病指在妊娠期间首次诊断出的糖耐量异常，这种状况若未得到有效控制，不仅影响母体，还可能对胎儿产生长远的影响。对胎儿而言，妊娠糖尿病可能导致多种并发症：①过度增长。高血糖环境促使胎儿胰腺分泌过多胰岛素，从而引起巨大儿症，增加了剖宫产的风险。②新生儿低血糖。出生后，因为胎儿自身胰岛素水平较高，可能会导致低血糖，需要及时喂养或

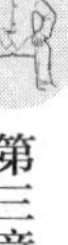

使用静脉葡萄糖溶液治疗。③长期健康风险。研究表明，这些婴儿在成长过程中患有肥胖和2型糖尿病的概率增加。④死亡风险。未经治疗的妊娠糖尿病可增加胎儿在宫内或新生儿期死亡的风险。

对母体而言，妊娠糖尿病也可能带来严重的健康后果：①子痫前症。妊娠糖尿病患者面临较高的子痫前症发生风险，这是一种可导致严重并发症甚至致命的疾病。②未来健康风险。患有妊娠糖尿病的女性在以后的生活中，再次妊娠糖尿病的概率增加，且随着年龄的增长，发展为2型糖尿病的风险也随之增加。综上所述，妊娠糖尿病不仅给孕期带来挑战，还可能对母婴的长期健康产生影响。因此，及时诊断和有效管理妊娠糖尿病至关重要，包括健康饮食、适当运动及必要时的药物治疗，以保障母婴健康。

根据糖尿病患者的类型不同，治疗方法也各异，但是目的一致，即控制血糖，避免并发症的产生。

1型糖尿病的治疗方法：①胰岛素泵。胰岛素泵是一种模拟健康胰腺分泌胰岛素的装置，通过软管持续向体内输注胰岛素。这种方式可以更贴近身体自然分泌胰岛素的模式，帮助患者更好地控制血糖。胰岛素泵的大小形状类似于传呼机，设有储药器存放短效胰岛素，外设显示屏及按钮用于设置程序。②胰岛细胞移植。胰岛细胞移植是将从供体中提取的健康胰岛细胞植入糖尿病患者体内，期望这些细胞能在患者体内生长并分泌胰岛素。这种方法旨在恢复患者自身的胰岛素分泌能力，减少外源胰岛素的需求。由于该方法对操作设备、环境和专业技术人员的要求较高，目前临床应用较为局限。

2型糖尿病的治疗方法：①药物治疗。二甲双胍是控制2型糖尿病血糖水平最常用的药物。除此之外，磺胺类药物可以刺

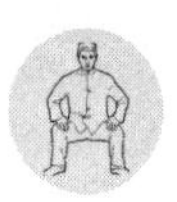

激胰腺产生更多胰岛素以降低血糖水平。②减肥手术。通过手术手段改变胃或肠道结构帮助患者减肥，这种方式对于某些2型糖尿病患者有效，因为它能够显著改善患者的胰岛素抵抗，有助于控制血糖水平。③饮食和锻炼。通过控制饮食和增加体育锻炼，很多2型糖尿病患者可以无需使用药物来控制糖尿病。实证研究甚至发现减肥可以显著缓解2型糖尿病。④注射胰岛素。对于部分2型糖尿病患者，当血糖水平极高时可能需要使用胰岛素作为短期治疗措施。⑤情感支持。糖尿病的治疗不仅是生理层面的，还包括心理层面的支持，为患者提供必要的心理疏导和支持是治疗过程中不可忽视的一部分。

对于妊娠糖尿病患者，改变饮食习惯和增加体育锻炼是首选的治疗方式。但如果这些手段不足以控制血糖水平，可能需要使用胰岛素或二甲双胍等药物治疗。①预防措施。除了1型糖尿病尚无明确的预防措施外，2型糖尿病、糖尿病前期和妊娠糖尿病均可以通过健康的生活方式来预防控制。②健康饮食。选择低脂肪、低热量、高纤维的食物，确保饮食丰富多样。③规律运动。保持每周150分钟的中等强度有氧运动。④减轻体重。即使只减少7%的体重也能显著降低患糖尿病的风险。⑤健康监测。定期检查血糖，特别是有糖尿病家族史的人群。

糖尿病在中医学中被称为消渴，是一种因阴津亏损、燥热偏盛所致的慢性代谢性疾病。中医学认为，糖尿病的发病机理主要与肺、胃、肾三个脏腑功能失调有关，而导致这种功能失调的原因往往与饮食不当、遗传因素、情绪波动及过度劳累等因素密切相关。中医治疗糖尿病的方法主要是通过中药、针灸、推拿等方法来调养身体，恢复脏腑功能，以达到补充阴津、清除燥热的目的。

近年来，随着中医学与现代医学的结合，非药物治疗方法在

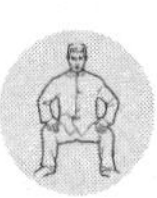

糖尿病的治疗中越来越受到重视。特别是少林内功已经被证实对糖尿病患者有明显的疗效。通过练习少林内功，患者不仅可以降低血糖，减少尿糖，还能在一定程度上减少药物的使用量。这是因为少林内功疗法通过调整内在气机，补充脾胃之气，促进唾液分泌和腺体活动，从而增加胰岛素分泌，改善血糖水平。此外，少林内功的练习还能加强身体的整体功能，改善血管和脏器的损伤情况，对高血糖引起的并发症有积极的预防作用。

由此可见，少林内功疗法为糖尿病患者提供了一种全面、多维度的治疗方式。它不仅通过调节体内气血平衡，帮助控制病情，更通过增强体质，提高生活质量，为患者提供了一条不依赖药物的康复之路。非药物治疗如少林内功，已成为现代糖尿病综合管理中不可或缺的一部分，它强调个体化、系统化的治疗，充分展现了中医“治未病”的理念和整体调治的特色，为糖尿病患者带来了新的希望。因此，在现代社会中，越来越多的人开始重视并实践这种传统与现代相结合的治疗方法，探索更多健康、自然的治愈之道。

（二）功法方案

在现代社会，随着生活节奏的加快，疾病谱系也在发生改变，慢性疾病如糖尿病的发病率正日益增高。少林内功不仅能强身健体，还能起到防治疾病的作用。其中，通过动静结合、以静功为主的训练方法，正是适合现代人群进行健康保养的有效途径。

少林内功的修炼原则之一是“以意引气”，通过心意的引导，实现气的流动和调整，以达到调和阴阳、滋养五脏的目的。这一方法对于防治糖尿病尤为关键。糖尿病患者往往因气滞血瘀，导致生理功能失调。通过内功的训练，可以引火下行，即引导体内的热量向下运行，有效缓解身体上部的压力，同时滋阴润燥，

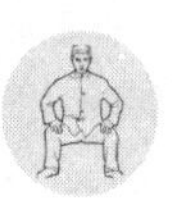

补充身体所需的阴液，缓解内热和干燥状态。

在具体的练习方法中，“凤凰展翅”“怀中抱月”“风摆荷叶”等动作不仅优美，还富有深刻的内涵，它们通过特定的姿势和呼吸配合，对身体进行全面的调理。同时，双人锻炼法更是增加了阻力训练，这种方式不仅能增加肢体的柔韧性和力量，更能在双方的相互配合中，达到意气相交流的境界，使练习者在享受运动乐趣的同时，更好地掌握内功的精髓。

长期坚持每天 2 次、每次约 15 分钟的训练，不仅能够有效预防和辅助治疗糖尿病，还能提高身体的免疫力，增强体质，使人精神焕发，延年益寿。

总之，少林内功锻炼作为一门功法，不仅对糖尿病等慢性疾病有着良好的调理效果，更重要的是它倡导的是一种和谐、平衡的生活态度，这正是现代人亟须学习和借鉴的。通过正确的学习和实践，相信每个人都能体会到少林内功带来的健康和快乐。

（三）方案分析

结合现有资料可知，体育锻炼与合理饮食和适当的药物治疗并行，构成了 2 型糖尿病管理的核心要素。定期进行体育活动对于糖尿病患者而言，有众多积极影响：它无不良反应，有助于降低与糖尿病并发症相关的代谢风险，并且成本效益高。研究显示，积极的体育活动不仅对普通人群的健康有保护作用，对于 2 型糖尿病患者也十分有益。在没有并发症限制的情况下，体育活动可以作为糖尿病治疗方案中一种安全且有效的措施。

深入探究人类能量代谢机制发现，对于 1 型糖尿病患者而言，运动能够作为管理血糖的生活方式基础。运动能够促进急性葡萄糖代谢，而专门设计的训练计划能有效激发胰岛素抵抗个体的胰岛素反应。研究表明，有氧运动可以模拟胰岛素的效果，并已证实能够降低总死亡风险。相较于有氧运动，阻力训练

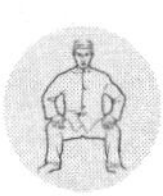

在改善血糖控制方面更为有效，因此类似少林内功的对抗性锻炼对糖尿病患者特别有益。

单次运动活动能够减少血液中的血糖浓度，并降低 2 型糖尿病患者次日可能发生的高血糖风险。这种血糖调节效果主要归因于全身胰岛素敏感性的提高。研究指出，单次运动后胰岛素敏感性的增强作用可维持长达 48 小时。因此，锻炼对于长期血糖控制（如 HbA1c 水平）的好处，主要来源于每一次运动所累积的血糖调节效果，而非对胰岛素敏感性的改善。事实上，长期运动训练对胰岛素敏感性的正面影响可能在停止训练后 6～8 天内消失。因此，要想改善或维持长期的血糖控制，定期进行锻炼是必要的。美国运动医学院和美国糖尿病协会也在其锻炼指南中强调了这一点，指出患者每周应至少进行 3 天的运动，两次运动间隔不应超过 2 天。

1. 运动与 1 型糖尿病管理

根据美国糖尿病协会的指导，对于 1 型糖尿病患者而言，定期参与体育活动显得尤为关键。这一群体无法自行产生足够的胰岛素，因此通过维持较高的胰岛素敏感度来简化血糖管理，并可能减少所需胰岛素的总量。定期锻炼同样可以维持血压和胆固醇水平，对于天然就面临心血管问题风险较高的 1 型糖尿病患者来说更是如此。此外，锻炼被证实能够减轻氧化应激和炎症，这两种状态在 1 型糖尿病患者中更为常见，从而反映出体育活动在管理 1 型糖尿病中的关键作用。

2. 运动对 2 型糖尿病患者的益处

美国糖尿病协会连同其他健康专家一致推崇体育活动作为 2 型糖尿病患者管理疾病的重要策略。对这类患者而言，规律的体育活动不仅有利于短期内控制血糖水平，还在抗击肥胖和促进心血管健康方面发挥着重要作用。2 型糖尿病根源在于胰岛

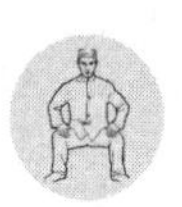

素抵抗，而胰岛素抵抗往往是由于细胞内脂肪积累所致。因此，积极参与体育锻炼被视为克服胰岛素抵抗、从根本上控制2型糖尿病的有效方法之一。

对于糖尿病患者而言，适当的锻炼是治疗和控制疾病非常重要的一个方面。然而，当刚开始尝试新的锻炼计划时，糖尿病患者面临着几个主要的风险因素，这些风险需要予以特别的关注。这些风险包括血糖波动、关节并发症及神经病变和视网膜病变等。

血糖波动是糖尿病患者开始锻炼计划时可能遇到的一个主要问题。锻炼会增加身体对葡萄糖的消耗，导致锻炼后体内的葡萄糖产生量增加，这可以在一定程度上影响血糖控制。此外，很多糖尿病患者还可能患有代谢综合征等其他代谢性疾病，这使得一开始锻炼变得更加困难。因此，一种逐步增加锻炼量的方法被许多糖尿病专家推荐，旨在不失去血糖控制的前提下逐步提高身体对锻炼的适应性。

锻炼时，需要特别注意选择合适的运动类型、运动强度及频率和持续时间。根据美国糖尿病协会的建议，成年糖尿病患者应每周至少进行150分钟的中度有氧运动，即最大心率的50%～70%，并确保每周锻炼至少3天，同时避免连续两天不进行任何锻炼。

糖尿病患者在锻炼时也可能面临关节疼痛和并发症的问题。由于炎症、周围神经末梢的损害和关节炎风险的增加，糖尿病患者可能会遇到关节疼痛的问题。超重也可能加重这一问题。因此，在开始任何锻炼计划之前，确保采取谨慎的态度并根据医生的建议制订相应的锻炼计划。

除了上述的主要风险，糖尿病患者在锻炼时还需要注意一些挑战，如视网膜病变可能导致的视觉障碍、神经病变可能导致

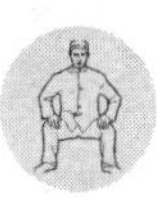

的神经损伤或功能紊乱，以及锻炼可能引起的疲劳。若在锻炼过程中或锻炼后出现这些症状，并且这些症状持续存在，应及时寻求医疗帮助。

尽管在血糖控制和面对可能的风险方面，锻炼可能带来挑战，但从长远来看，锻炼仍然是保持糖尿病患者身心健康的方法。因此，建议患者寻找并坚持自己喜欢的运动形式，以在保持身体活力的同时，有效管理糖尿病。

关于糖尿病患者的一些体育锻炼的建议：起始阶段进行低强度运动是非常有益的。研究显示，这类较轻柔的锻炼方式几乎可以在糖尿病管理的多个方面带来正面影响。参与太极、瑜伽、快速步行、游泳、骑行及徒步旅行等活动，都能够增加心率，达到有益身心的效果。随着个人逐步适应，身体状况改善，并能更好地管理血糖水平，逐渐增加到中等强度的锻炼将会把健康提高到新的高度。实际上，中等强度的运动对于维护良好的身体健康和管理糖尿病是必不可少的。一项研究甚至指出，对于 2 型糖尿病患者，中等强度的活动，夹杂一些高强度训练是理想的健身方法。

（四）习练注意事项

结合使用少林内功锻炼与药物治疗以获得最佳的疗效。虽然少林内功锻炼本身不足以取代药物降低血糖，但它能够与药物治疗共同作用，从而提高治疗效果。

在进行功法锻炼的同时，患者需要持续监测和评估自己的身体状况，以确保了解功法锻炼带来的具体效果。

糖尿病患者应在专业人士的指导下选择并进行功法锻炼，避免盲目锻炼，并根据自己的疾病状况选择最适合的锻炼方法。

咨询临床医生以设计最适合个人及其身体状况的锻炼计划，并逐步扩展至低、中、高强度的运动，确保运动计划的有效性

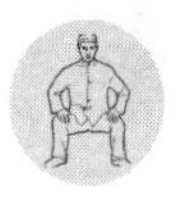

和安全性。

由于锻炼可能导致血糖水平的波动，锻炼时应准备好葡萄糖片、巧克力或其他容易获取的碳水化合物。这样在锻炼导致血糖降低时，可以通过及时补充健康零食或葡萄糖片来有效预防低血糖的发生。

二、肥胖症

（一）概述

肥胖症是一种全球性的健康问题，涉及体内脂肪的过量积累，可能伴随脂肪分布的异常，导致体重显著增加。与体重过重不同，肥胖症是一种多因素引发的慢性代谢性疾病。体重过重可能由肌肉、骨骼、脂肪或体液的增加所引起，但肥胖症主要指的是脂肪的过量积累。尽管肥胖经常被归咎于不恰当的饮食习惯及缺乏适当的运动，但其发病是由多种因素和复杂的发病机制所造成的。

肥胖的形成是个复杂过程，不仅受到个体生活方式的影响，还与遗传因素、激素变化及环境中存在的化学物质紧密相关。随着全球化和现代生活节奏的加快，人们的工作、生活和饮食方式发生了显著变化，导致全球肥胖症的发病率逐年上升。肥胖症不仅影响个体的身心健康，还可能降低其生活质量、缩短其预期寿命，因此已成为全球性的严重健康问题。

体重指数(body mass index，BMI)是诊断肥胖症的常用工具，其计算方法是将体重(kg)除以身高(m)的平方。依据BMI的不同数值，可以将体重状态分为几个类别：BMI在18.5～24.9视为正常体重，25～29.9则被定义为超重，30～34.9被归类为肥胖，而35及以上则属于严重肥胖。尽管BMI为我们提供了体脂肪量的一个大致估计，但它并不直接测量体

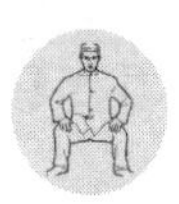

脂肪的百分比。例如，一些肌肉量较高的运动员，即便没有过多的体脂肪，他们的 BMI 也可能显示为肥胖。因此，虽然 BMI 是一个实用的肥胖筛查工具，但它并不能全面代表个体的健康状况。

肥胖症的成因不仅涉及个人的生活方式和饮食习惯，还与遗传、社会经济状态、环境因素等多种因素密切相关。例如，遗传因素可能导致某些人比其他人更容易积累体脂肪，或者影响他们的饮食偏好和饮食行为。同样，社会经济地位低的群体可能由于经济资源有限，更容易接触和消费高热量、低营养价值的食品，从而增加了肥胖的风险。此外，环境因素，如生活和工作环境中对健康食品的可获得性，也对个体的体重状况有着重要影响。城市化、电子产品的普及等因素导致许多人越来越缺乏身体活动，同时，方便食品和加工食品的广泛可获得性，也为肥胖症的流行提供了土壤。

因此，应对肥胖症的策略需要综合考虑个体行为、遗传背景及整个社会环境的影响。从改善公共卫生政策和食品环境，到提供更多的运动机会，以及加强肥胖症的早期识别和干预，这些措施对于防治肥胖症都是不可或缺的。最终，通过多方面的努力，我们可以期待在全球范围内能够更有效地治疗和控制肥胖症及其相关问题。

肥胖症不仅影响个体的生活质量，还与多种严重并发症相关联。理解肥胖症潜在的并发症对于制订有效的预防和管理措施至关重要。根据最新研究，肥胖可能引起以下严重健康问题：①心脏病和脑卒中。因为肥胖与高血压、高胆固醇和高血糖密切相关。②2 型糖尿病。肥胖是其主要风险因素。③某些癌症。肥胖与多种癌症有关。④消化问题。肥胖增加胃灼热、胆囊疾病和肝脏疾病的风险。⑤睡眠呼吸暂停。肥胖患者出现这一情况的风险较高。⑥骨关节炎。肥胖是其主要可控制风险因素之

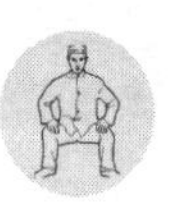

一。综上所述,认识肥胖症的潜在风险对于个体和公共健康都至关重要。

肥胖症不仅关系到体型和体重的问题,还是一个涉及广泛健康风险及潜在并发症的严峻挑战。明确这些潜在并发症对于提升公众对于体重管理的认识至关重要,有助于推动更为积极的预防和治疗策略。首先,肥胖症显著增加了患心血管疾病风险,包括高血压、冠心病及脑卒中等。这些疾病是导致死亡和降低生活质量的主要因素。其次,糖尿病的风险亦与肥胖密切相关,特别是2型糖尿病。肥胖还可能导致一系列的呼吸系统问题,包括睡眠呼吸暂停,影响个人的睡眠质量和日常生活。此外,肥胖亦与多种癌症类型有关,包括乳腺癌、结肠癌和前列腺癌等。了解这些并发症能够帮助公众认识到肥胖背后的健康风险,从而激发人们通过合理饮食、规律运动等方式,有效进行体重管理。只有通过这样的方式,才能减少肥胖带来的健康问题,提高生活质量,促进社会整体的健康水平。

中医对肥胖的认识源远流长,早在《黄帝内经》中便有"肥贵人"之述,体现了古人对肥胖病理和社会层面的认识,同时也意识到肥胖与代谢性疾病如消渴(即糖尿病)之间存在一定的关联。中医理论中,肥胖不仅是一个简单的体形问题,还是体内脏腑功能失衡、气血运行不畅所导致的一种病态。尤其是脾的功能在体重管理中占有核心地位,脾主运化水湿、输布精微,当脾功能失调,不能有效转化和运输体内的水湿和养分,就容易导致水湿内停、脂肪堆积,形成肥胖。

中医学将肥胖的成因归纳为多方面,包括饮食过量、运动不足、年老体弱、先天禀赋不足等。此外,肾的功能亦与肥胖的形成密切相关,肾藏精、主水,是人体的先天之本,肾功能不足可能导致体内代谢功能下降,进一步促进肥胖的产生。同时,心肺功

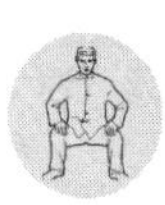

能的失调、肝脏的疏泄失常等也是造成肥胖的内在机制之一。

在病机方面，中医认为肥胖主要是由气虚、阳衰导致的脾功能不足，再加上生活方式等因素导致的痰湿、瘀血内蕴，形成了一个复杂的病理生理过程。

治疗肥胖，中医主张调和脾肾，疏肝解郁，加强身体的气血流通和代谢功能。在这一主张下，运动自然成为调理体质、促进健康的重要手段。少林内功，作为一种传统锻炼方法，不仅能够增强体质，还可以调节脾肾，促进气血流通，从而帮助减轻体重，并对预防疾病有一定的积极作用。少林内功的练习，通过调整呼吸、动作和意念，达到强身健体、调和阴阳的目的。它既能增加能量消耗，对抗肥胖，又能通过调理身体的内在平衡，从根本上改善健康状态。

综上所述，中医对肥胖的理解是全面而深入的，强调通过调整体内脏腑功能、改善生活方式来实现体重管理与健康促进。少林内功作为其中的一种实践方式，不仅对肥胖有着积极的预防和治疗作用，还体现了中医"治未病""形神兼治"的养生理念。

（二）功法方案

在现代社会，肥胖已成为困扰许多人的健康问题，不仅影响外观，还可能引起高血压、糖尿病等多种疾病。传统少林内功锻炼，以其独特的身体和呼吸配合技巧，对预防和治疗肥胖具有潜在的效果。具体而言，"凤凰展翅""怀中抱月""风摆荷叶"这三势，不仅可以增强体质，还可以帮助调节身体功能，促进新陈代谢，对减肥和健康都大有裨益。下面是针对这些功法的具体指导。

"凤凰展翅"的练习要求保持身体稳定，头部挺直，目光平视，保持呼吸自然。动作强调以气带动力量，力量从肩部经过臂部传至手腕和指尖，仿佛拉弓射箭般积蓄和释放力量。双臂动

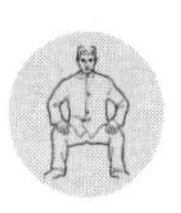

作协调，优雅而有力，如同凤凰展翅，体现出飘逸之美。此动作单独练习时，建议持续 1～10 分钟。这项练习不仅能够促进身体健康，还有助于减肥，是一种集美感与力量于一体的运动方式。

“怀中抱月”是少林内功中的一种简易动作，对于减肥和身体塑形有着不错的效果。开始时，双手掌心向上提起至胸前，手掌相互交叉并向左右两侧外展，确保掌心相对，手腕、肘部和肩膀保持在一个水平线上。然后，两臂慢慢向中心抱拢，动作要缓慢柔和，想象自己在怀中轻轻地抱着一轮明亮的月亮。这个动作可以单独练习，持续时间为 1～10 分钟，根据个人体能和时间安排灵活调整。长期坚持，可以帮助达到减肥和增强体质的目的，让身心达到一个更好的状态。

“风摆荷叶”是少林内功的基础动作之一，对于减肥有一定的辅助作用。这个动作要求保持头身正直，目光前视，仰掌交叉前推时确保手臂与肩膀在同一平面，有效地锻炼身体上半部的肌肉，尤其是肩膀、背部和手臂，帮助提高新陈代谢速率。通过单练此势 1～10 分钟，可以加强躯干稳定性，增加肌肉力量，对减肥有一定帮助。这个动作的修炼，需要注意呼吸自然，动作流畅，可增加身体的灵活性和协调性。

通过每天 2 次、每次 15 分钟左右的锻炼，“凤凰展翅”“怀中抱月”“风摆荷叶”这三势能够帮助调整身体状态，促进脂肪消耗，从而达到减肥的目的。但是，针对肥胖症伴随的高血压、糖尿病等患者，练习时应更加注意身体反应，适度调整练习强度和时间，必要时应咨询专业医生。始终保持积极的态度和坚韧的毅力，循序渐进地练习，将会达到理想的身体状态和健康效果。

（三）方案分析

在探讨肥胖治疗与预防措施的过程中，运动锻炼被广泛认

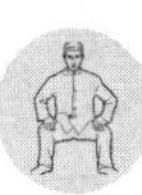

为是一个有效且可行的解决方案。众所周知，体育锻炼在减少体重、提升个体健康状态及预防各类慢性疾病方面扮演着关键角色。更为重要的是，运动锻炼不仅能有效控制体重，还能在心理和生理层面带给人们积极的影响。

肥胖不仅局限于外观问题，它还是一个严重影响人体健康的问题。肥胖与多种健康问题有着直接的关联，包括但不限于心血管疾病、糖尿病及某些癌症。在这样的背景下，体育锻炼显得尤为重要，因为它不仅有助于减少体内的脂肪存储，还能显著提高个体的代谢率，从而降低这些疾病的风险。

在超重和肥胖的治疗方法中，体育锻炼是其中最核心且最有效的一环。通过有氧运动和力量训练的结合，人们可以在消耗脂肪的同时增加肌肉质量，提高身体的基础代谢速率。除此之外，体育锻炼还能改善血液循环系统的功能，加强心脏的健康，从而降低心血管疾病的风险。然而，体育锻炼的好处远远超出这些直观的健康效益。研究显示，规律性的体育锻炼还能显著减少慢性炎症的风险，这种慢性炎症与多种慢性疾病及癌症的发生密切相关。此外，体育锻炼还能增进心理健康，减少焦虑、抑郁的症状，提升生活的质量。值得一提的是，尽管肥胖患者可能会因为健康问题而无法进行高强度的锻炼，但这并不意味着他们应该完全避免体育锻炼。事实上，通过医生的建议和专业的指导，即使是有健康障碍的肥胖患者也可以找到适合自己的锻炼方式，慢跑、游泳或瑜伽等低强度运动同样能够带来诸多好处。

在营养与饮食方面，制订适当的运动计划，采取营养丰富、平衡的低热量饮食，对于维持健康尤为重要。此外，结合认知行为疗法等心理干预手段，可以帮助个体建立健康的饮食习惯和生活方式，从而在减肥的同时增进心理健康。

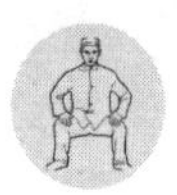

此外，增加体力活动不仅可以导致肥胖者比正常体重的人在相同活动量下消耗更多的热量，还可能降低食物的摄入量。因此，这种通过增加体育锻炼而引起的热量消耗增加和食物摄入量减少的组合，是减肥计划中极为理想的特性。

无论是出于减肥的考虑还是整体健康的需要，体育锻炼都是一个不可或缺的环节。运动的好处远远不止体重的减少，还涉及生活质量的提升和慢性疾病风险的降低。少林内功等传统体育锻炼方法，以其独特的方式参与到了现代人类对抗肥胖和提升健康水平的斗争中，为我们提供了一种全面且有效的解决方案。通过实施综合的治疗策略，包括体育锻炼、平衡饮食和心理支持，我们可以有效地促进健康体重的实现，进而提高生活质量。

情绪障碍与食欲增加之间有着密不可分的关联。很多情况下，当个人面临情绪上的困扰，如抑郁、焦虑等，有些人常常会通过进食以求得临时的慰藉。这种倾向，被称为情绪化饮食，通常源自人们从小在情绪不佳时，被家长用食物来安抚的经历，逐渐发展成为一种本能的反应。这种自我安慰的方法，尽管短期内可能会带来精神上的慰藉，长期却可能导致过度饮食和肥胖等问题。

情绪化饮食的常见触动因素包括压力、孤独、无聊、悲伤及日常生活中的挑战，如人际关系的紧张、工作的压力或财务的不确定性等。这种饮食模式往往以摄入高热量、高糖、高脂肪的食物为特点，因为这些食物可以快速地刺激大脑，带来一时的愉悦感。然而，这种短暂的愉悦很快会被更深的罪恶感和身体上的不适取代，形成一个恶性循环。

研究显示，情绪化饮食不仅会加剧体重问题，还能干扰人们识别饥饿和饱腹的能力。正常的饥饿和饱腹感是人体对食物摄

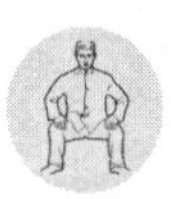

取的自然调节机制，然而对于经常情绪化饮食的人来说，这种机制可能会受到破坏。当个体无法正确识别饥饱信号时，他们更容易过量摄入食物，从而给身体健康带来更大的风险。

恢复和提高对饥饱感知的敏感性是遏制情绪化饮食和维持健康饮食习惯的重要步骤之一。这包括学习倾听身体的信号，辨识饥饿和饱腹的真实感受，而不是让情绪左右饮食决策。同时，采取策略，如日常活动中加入放松技巧和正面情绪管理工具，也是控制情绪化饮食模式的有效途径。

总而言之，情绪障碍与食欲增加之间的密切关系提醒我们，处理内在情绪障碍不仅是精神健康的重要组成部分，还是维护身体健康和饮食平衡的关键。通过认识到情绪化饮食的根源和后果，并采取适当的应对措施，人们可以更好地管理自己的情感，同时维护健康的饮食习惯。

肥胖症是一种全球性健康问题，根据世界卫生组织的数据，全球有超过 20 亿成年人体重超标，其中约 6 亿人患有肥胖症。这一疾病不仅影响着个体的身体健康，更有可能引发一系列并发症，如 2 型糖尿病、心血管疾病等。因此，探寻有效的肥胖治疗方法对于提高全球公众健康水平具有重要意义。

一般来说，肥胖症的成因可以从遗传和发育、生理、社会、情绪、生活方式等多个角度进行分析。尽管遗传因素较为固定，难以通过干预改变，其他几方面的因素却提供了干预的可能。其中，情绪障碍是导致肥胖的一个重要社会心理因素，常常与暴饮暴食等不健康饮食行为相关联。对于这一问题，心理干预及适当的体育锻炼显示出了良好的效果。

少林内功，通过特定的动作、呼吸及冥想技巧，可以改善练习者的身心状态。其中，它的群体性训练特点使得练习者在交流和互动中获得更多的正面激励，这有助于缓解社会和情绪因

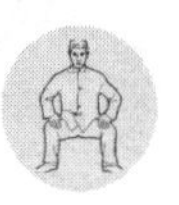

素引起的压力和焦虑，进而对治疗肥胖症产生积极影响。少林内功中的“三调”（调身、调息、调心）理念，特别是通过呼吸调节（如“嗨声发力”等技巧）对提高副交感神经系统活性、促进肠胃健康、控制食欲都有着直接或间接的积极作用。

此外，少林内功的练习不仅可以作为一种有效的体育锻炼，促进能量消耗，还通过内在的气血运行和经络激活，调整身体功能，对于提高新陈代谢率、防止脂肪过度堆积有一定帮助。而其带来的冥想状态，能够帮助实践者达到一种心灵上的平和和内在的集中，进一步消减因情绪波动而导致的过度饮食倾向。

综上所述，虽然肥胖症是一个复杂的多因素疾病，无法单一化地治疗，但通过多角度的综合干预，尤其是融合了情绪调节和体育锻炼的少林内功，可以作为一种有效的辅助治疗手段，有助于调节因情绪障碍引发的肥胖问题，还能够提高身心健康水平。因此，将少林内功等传统健康保持方法纳入肥胖症的综合管理和治疗计划中，能够为肥胖症患者提供一个更加多元化和可持续的健康恢复路径。

（四）习练注意事项

进行体育锻炼对促进健康和管理体重具有重要意义，但在开始任何锻炼计划之前，遵循以下注意事项可确保安全性与有效性。

（1）评估健康状况。在开始锻炼之前，所有患者都应通过病史和体检接受医疗保健提供者的评估，以排除可能不利于体育锻炼的合并疾病，并评估运动风险。填写体育活动准备问卷和健康或健身设施参与前筛查问卷是一个好方法。

（2）锻炼建议。根据最新指南，成人每周应进行至少 150～300 分钟的适度强度活动或 75～150 分钟的高强度活动，以预防体重增加和提高整体健康。对于希望减肥的人来说，建议每周

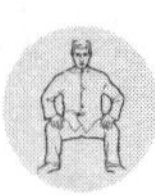

进行200～300分钟的中等至高强度活动，以实现有效的长期减重。

(3) 逐步开始。对于久坐不动的个体，推荐的做法是从低强度活动开始，逐步提高活动强度和持续时间。

(4) 分散活动。为了最大化效果和减少受伤风险，应将有氧活动平均分配到一周中，而不是集中在一天完成。

(5) 调整锻炼。根据个人的特定健康状况，适当调整锻炼类型和强度可以降低骨科风险和其他健康问题的风险。例如，关节炎患者应避免进行可能加重病情的重复性下肢旋转运动。

(6) 循序渐进。锻炼计划应循序渐进，随着身体适应性增强，可以逐渐增加运动强度和时间。

(7) 饮食控制。对于肥胖患者，锻炼期间还应注重饮食控制，以实现最佳的体重管理效果。

(8) 专业指导。无论是初学者还是有特殊健康需求的人(如重度肥胖者)，开始锻炼计划时都应在专业人员的指导下进行，以确保选择合适的锻炼方法并制订科学的锻炼计划。

总之，在开始和维持任何锻炼计划时，重视个体差异、安全性和渐进性原则至关重要，而专业人员的指导则可确保这一过程的顺利进行。

第四节　少林内功在运动系统疾病中的应用

一、慢性下腰痛

(一) 概述

下腰痛一般指的是背部腰骶区、下背部及臀部出现的疼痛

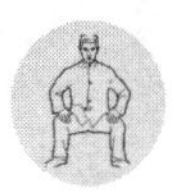

和不适，属于非特异性腰痛，不归因于特定的病理学改变，是现代人常见的健康问题之一，其发病率逐年上升。从中医的角度看，慢性下腰痛属于腰痹范畴，在古代文献中，这种症状也被描述为腰腿痛或痹证。慢性下腰痛是指频繁发生、持续时间超过3个月的下腰部疼痛。由于其起病隐匿，疼痛在早期阶段不易被察觉，造成患者长期饱受疾病折磨。疼痛不仅可以影响到患者的运动能力，甚至可能引起生理和精神压力。持续的疼痛可能导致全身肌肉紧张和姿势不良，进而影响消化系统、泌尿系统等功能，引发便秘、膀胱炎等相关疾病。此外，慢性下腰痛还可能增加患者的心理压力，进一步加速疾病的恶化。

现代研究认为慢性下腰痛可能是肌肉骨骼或内部器官疾病等多种原因引起。在这些因素中，椎旁肌的功能状态较为关键。椎旁肌，包含了浅层和深层肌肉，如竖脊肌、多裂肌、回旋肌等，对脊柱的稳定性起着至关重要的作用。这些肌肉协同工作，维持脊柱的正直、弯曲和扭转，同时为脊柱提供保护，预防受伤。椎旁肌可能因为长期的不使用和保护性体位而出现萎缩，肌纤维特征也会发生改变，减弱了其对脊柱的支持和保护作用。

（二）功法方案

可以采用站裆势和并裆势的练习。每个功法动作练习5分钟。站裆势和并裆势作为少林内功功法中基本的站桩功，具有扶助正气、行气活血的重要作用。通过长期的练习，患者能够学会以意运气、以气生劲的技巧，使这种劲力能够沿着腰部经络传导至四肢末端，调整内脏功能，促进气血运行，从而有效增强腰部及腿部的功能。

可以锻炼“仙人指路”“平手托塔”“运掌合瓦”“风摆荷叶”“霸王举鼎”等，能够有效缓解腰部疼痛和功能障碍。其中，配合深呼吸，可以促进下肢血液循环，减轻腰椎的负担，从而帮助缓

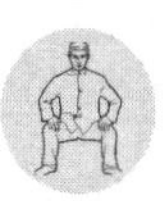

解疼痛。不仅增强了腰部及腹部肌肉的力量，还提高了腰椎的稳定性，进一步减少腰痛发作的可能性。通过双臂的升降动作，拉伸和加强背部肌肉，有效缓解腰部的紧张状态。通过强化肌肉力量、改善血液循环等机制，直接针对慢性腰痛的内在问题进行干预，从而达到缓解疼痛、恢复功能的目的。每个功法动作练习 5 分钟，共练习大概 25 分钟。

（三）方案分析

少林内功作为一种历史悠久的中国传统功法，因其在调整身体、改善健康方面的显著效果而被广泛传承。少林内功可对核心肌群起到强健作用，包括椎旁肌、腹肌、腰背肌等，对于腰椎的机械稳定性和生理功能的维护至关重要。加强核心肌力可以帮助患者维持正确的体姿，提升躯干控制力和平衡性，增强核心肌群到周围肌群的能量输出，从而有效预防运动伤害。加强核心力量训练还能改善腰部本体感觉，激活更多核心肌群，恢复平衡和肌力，进而缓解疼痛，改善腰椎功能。

少林内功强调内外结合，通过特定的动作和呼吸技巧，不仅能够放松身体紧张和痉挛的肌肉和神经，还能改善局部微循环，增加肌肉的力量以及腰椎的稳定性和灵活性。此外，少林内功中“力由脊发”的训练理念，通过有效锻炼脊柱周围的多裂肌，增强脊柱的支撑和稳定功能，从而有效预防和缓解腰痛。少林内功能够有效地促进腰部的血液循环，加强腰部肌肉群的力量，从而达到缓解甚至消除腰痛的目的。

少林内功站裆式可缓解疼痛和改善下腰部功能，通过强化腰部和腹部深层肌肉，改善脊柱的神经肌肉控制，从而达到治疗效果。在现代社会中，由于久坐、不良的工作姿态等原因，慢性腰痛已成为困扰许多人的常见疾病。在传统治疗方法可能带来的不良反应或限制性因素下，少林内功提供了一种自然、无不良

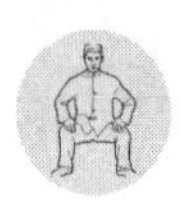

反应的疗法选择。通过定期练习少林内功，不仅可以显著改善腰部疼痛状况，还能够提升整体身体健康水平，提高生活质量。

（四）习练注意事项

要避免忍痛锻炼，当进行某势动作感到疼痛时，应立即停止，选择不会导致不适的动作，同时，要避免高冲击性动作，如跑步、跳跃等可能加剧下腰痛的高冲击性活动。对于轻度的慢性下腰痛患者而言，保持一定的少林内功功法锻炼量可能是一个更为合理的选择。

在进行少林内功的锻炼前，应进行 5～10 分钟的轻度功前热身。根据美国国立卫生研究院的建议，适度的活动有助于缓解背痛症状，而长时间保持同一姿势，特别是卧床，可能导致肌肉僵硬和疼痛加剧。建议定期更换姿势，或使用符合人体工程学的床垫和枕头，以减轻对腰背部的压力。

定期进行“霸王举鼎”的伸展锻炼，有助于缓解肌肉痉挛，每天早晚进行 1 次。并要避免加剧疼痛的活动，如久坐、错误的坐姿和经常进行重复旋转的动作都可能加剧背痛。

慢性下腰痛患者的少林内功锻炼应根据个人的具体情况量身定制。对于没有全身疼痛的患者，中到高强度的运动可能更为合适，而对于那些全身疼痛的患者，则推荐渐进、低强度的锻炼方式，使每一位患者的治疗效果最大化。

少林内功是预防和改善慢性下腰痛的有效方法，特别是那些注重于脊柱周围肌肉群，尤其是多裂肌锻炼的方法，能够有效增强脊柱胸腰段的稳定性，改善其力量和灵活性。

在处理慢性下腰痛时，由于非药物干预的不良反应较少且疗效显著，通常被视为首选治疗策略。然而，当非药物干预无法有效缓解疼痛时，药物治疗可作为短期内的替代方案，但需确保使用的药物剂量尽可能低，以最小化潜在风险。

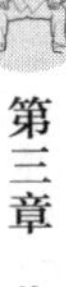

对于较严重的慢性下腰痛患者，要根据中医理论对慢性下腰痛分型，并进行其他方法干预。寒湿腰痛的患者经常感到腰部冷重和疼痛，尤其在阴雨天气或感到寒冷之后症状更加明显，痛处喜欢温暖，也可以采用热敷以缓解痛感。

二、颈肩综合征

（一）概述

颈肩综合征是一类较为常见的疾病，其成因主要与长时间的伏案工作、不良的坐姿习惯等有关，以上行为可能造成颈椎的退行性改变和颈肩部肌肉痉挛，进而直接或间接压迫或刺激到颈部的神经和血管，造成颈肩部乃至臂肘部的软组织出现急性或慢性损伤。

从临床表现上看，患者会出现不同程度的颈项、肩臂部的僵硬，以及间歇性的放射性疼痛。患者可能还会伴有上肢无力、头痛、手臂酸痛、肩关节周围肌肉痉挛、手指麻木、挛缩和活动障碍等症状，而这些症状在活动时或夜间会明显加重。此外，患者还会出现颈部活动受限、颈部的生理曲度改变、颈肩部位明显僵硬、棘突、脊柱旁、肩胛角等部位压痛。部分患者甚至会出现患侧上肢肌力下降。通过臂丛神经牵拉试验、挤压试验等临床检查，可以得到阳性反应。颈肩综合征因同时涉及颈部和肩部的不适症状，诊断上容易与神经根型颈椎病、前斜角肌综合征等疾病混淆。

颈肩综合征的发生通常与多种因素有关，例如，长时间保持不良姿势是导致颈肩综合征的主要原因之一，长时间低头玩手机、电脑前驼背工作等不良姿态会增加颈椎和肩部的负担，引起肌肉、韧带过度紧张和疲劳，久而久之导致椎间盘退变、颈椎错位等问题；肌肉疲劳也是引发颈肩综合征的重要因素。不合理

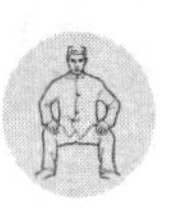

的工作安排、过度使用或缺乏适当的肌肉放松和锻炼，都可能引起肩颈部肌肉疲劳。长期下来，肌肉过度劳损会造成颈肩部的痉挛和疼痛。颈椎间盘退行性变化也会诱发颈肩综合征。随着年龄的增长，颈椎间盘逐渐老化，弹性减弱，缓冲颈椎压力的作用减弱，甚至可能发生椎间盘突出，刺激或压迫周围的神经和血管，引起颈肩疼痛与功能障碍。此外，先天或意外伤害导致的解剖结构异常也是颈肩综合征的病因之一。最后，现代人的生活压力大、精神紧张也是诱发颈肩综合征的因素之一。长期精神压力过大，会导致颈肩部肌肉长时间紧张，减少血液循环，进而加重颈肩部的不适。

在中医学中，颈肩综合征被视作痹证的一种，包括项痹和肩痹。根据中医学理论，项痹病的成因主要与人体的卫气不足有关，使得人体易受外界风、寒、湿等邪气的侵袭。除此之外，长时间保持不当的姿势、年老体弱等也会导致本病的发生。中医认为，风寒湿邪侵袭以及局部的过度劳损会导致气滞血瘀，造成颈肩背部的疼痛和僵硬。而当病邪深入，则会影响到手臂的气血流通，导致麻木和窜痛。

历代中医文献中有大量关于颈肩综合征的论述。例如，王执中在《针灸资生经》中首次提到了“肩痹”这个名词，王清任在《医林改错》中将肩痛归类为痹病，高秉钧在《疡科心得集》中提出了“漏肩风”的说法，孙一奎在《赤水玄珠》中描述了肩背痛至不能回顾头、脊痛项强等症状。其他医家如周慎斋、龚廷贤和张璐等，在他们的著作中多认为本病是由于肝肾亏虚，风寒湿邪侵袭肩臂，气血不能荣养周身而引起。颈肩综合征的发病早期通常与外邪侵袭或跌倒外伤、闪挫等因素有关。若疾病持续发展，病邪可能深入脏腑，或者是由于年老体衰、肝肾功能亏虚，筋骨失养而出现发病。在中医学中，肝主筋，肾主骨，肝肾亏虚则会

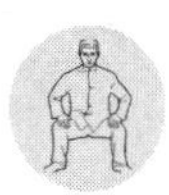

导致筋骨失养，进而发生退变，这是颈肩综合征形成的根本原因。

（二）功法方案

通过锻炼特定的动作，比如“前推八匹马”“倒拉九头牛”“凤凰展翅”“霸王举鼎”等，可以有效地缓解甚至治愈颈肩综合征。

锻炼“前推八匹马”5 分钟，能够有效地拉伸颈部和肩膀的肌肉，缓解长时间保持一个姿势导致的颈肩部紧张和僵硬。通过模拟前推马匹的动作，可以加强胸大肌和三角肌的活动，从而促进肩部周围血液循环，缓解肌肉疼痛。

锻炼“倒拉九头牛”5 分钟，主要针对肩背部的肌肉，通过这一系列的牵拉和放松，能够改善颈肩部的血液循环，进一步缓解疲劳和紧张。此外，这个动作还有助于增强背部肌肉的力量，平衡身体，从根本上减轻颈肩负担，预防颈肩疾病的发生。

锻炼“凤凰展翅”5 分钟，主要模仿凤凰振翅的形态，能够有效地拉伸颈部和胸部前侧的肌肉，减少肩部的内旋和前倾，缓解肩部紧张的同时提高肩胛部位稳定性，对于经常低头使用手机的人群来说，“凤凰展翅”是一种非常有效的预防和缓解颈肩疼痛的方法。

锻炼“霸王举鼎”5 分钟，能够增强手臂和背部的力量，还能够加强核心肌群的稳定性，特别是对改善颈椎下部的健康状况特别有效。这个动作要求全身协调一致，能够促进全身血液循环，提高身体的整体力量，从而间接缓解颈肩疼痛。

（三）方案分析

颈肩综合征作为一种普遍且高发的疾病，影响了全球数以百万计的人。这种疾病的主要症状包括颈部、肩部和背部的疼痛、僵硬和活动受限。其成因多样，但主要原因为重复性的关节与肌肉运动和损伤，以及长时间保持不良姿势。随着现代社会

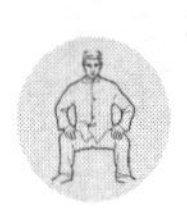

对电子产品的日益依赖，直接导致了颈肩综合征的高发。

少林内功中的上肢锻炼，如“前推八匹马”“倒拉九头牛”等，全面锻炼上肢及肩背部肌肉，不仅增加练习者的力量、耐力和柔韧性，还覆盖肩关节所有方向的活动。通过整体性的站姿——裆势，带来了全身性的锻炼效果。尤其利于肩部肌肉的强化、活动范围和姿势改善。

斜方肌作为连接头部、颈部与肩部的重要肌肉，长时间维持不良姿势可导致肌肉紧张，成为颈肩疼痛的常见原因。少林内功对这一部位的拉伸，有效缓解了肌肉紧张及其引发的不适。与此同时，斜方肌还负责肩胛骨的稳定与运动，其良好状态对于维持肩关节健康至关重要。然而，不良生活习惯容易导致这一部位肌肉的弹性和力量下降，进而造成肩颈问题。

少林内功通过其全面、多角度的上肢练习方法，有效平衡了肩关节周围肌肉的力量与弹性，促进血液循环，强化肌肉力量和协调性，扩大关节活动范围。长期坚持，能够从根本上缓解肌肉紧张和不平衡引起的颈肩不适，并显著改善肩关节的整体健康状态。

少林内功不仅可以增强身体的力量和协调性，还可以帮助人们改善坐姿、预防颈椎病和肩周炎等现代病。此外，少林内功还能帮助练习者提升内在的气质和精神面貌，达到身心合一的境界。

通过对少林内功上肢锻炼法的理解和实践，不仅能够有效解决颈肩疼痛问题，还能在更广泛的层面上提升个人的身体健康和精神状态。少林内功作为一种传统的锻炼方式，其对现代社会的健康贡献不容忽视。

（四）习练注意事项

（1）专业指导。在进行任何少林内功锻炼前，最好寻求专业指导，确保动作正确无误，避免因姿势不当而加重颈肩负担。

（2）热身准备。充分的热身活动是必不可少的，通过轻柔的

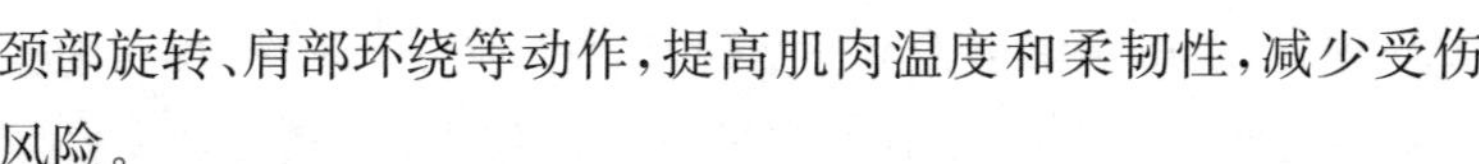

颈部旋转、肩部环绕等动作，提高肌肉温度和柔韧性，减少受伤风险。

（3）循序渐进。根据自身身体状况和体能水平，逐步增加练习强度和时间。切勿急于求成，避免因过度锻炼造成肌肉拉伤或关节损伤。

（4）呼吸配合。在练习过程中，注意呼吸与动作的协调。正确的呼吸方式可以帮助放松身心，提高练习效果。一般来说，用力时呼气，放松时吸气。

（5）保持姿势正确。每个动作都应保持正确的姿势，特别是颈部和肩部的位置。如“前推八匹马”时需保持背部挺直，避免弓背；“倒拉九头牛”时要确保拉力线正确，避免用力过猛导致肩部受伤。

（6）适度休息。每组动作之间应有适当的休息时间，让肌肉得到恢复。长时间连续练习容易导致肌肉疲劳和酸痛。

（7）避免疼痛。如果在练习过程中感到明显疼痛或不适，应立即停止练习并寻求专业意见。切勿强行忍耐或继续练习，以免加重病情。

（8）持之以恒。颈肩综合征的治疗需要时间和耐心。保持定期、规律的锻炼习惯，有助于巩固治疗效果，防止病情反复。

（9）生活习惯调整。除了锻炼外，还需注意调整不良的生活习惯，如避免长时间低头看手机或电脑、保持正确的坐姿和睡姿等，以减轻颈肩部的压力和负担。

三、膝骨关节炎

（一）概述

膝骨关节炎是一种慢性关节疾病，又称为增生性关节炎、肥大性关节炎、老年性关节炎等，是以关节软骨的退行性改变为主

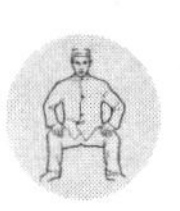

要病理特征，影响整个关节的结构，最终导致关节畸形及功能丧失的一种疾病。膝骨关节炎多见于中老年人群，尤其是女性发病率较高。随着年龄的增长，关节软骨逐渐退化，加上关节过多活动，易发生骨关节炎。此外，肥胖、劳损、创伤、关节先天性异常、关节畸形等多种因素也可能引起膝骨关节炎。

膝骨关节炎是一种常见的中老年关节疾病，其发生与多种因素有关。早期预防、早期诊断和早期治疗对于控制病情进展、提高患者生活质量具有重要意义。膝骨关节炎的临床表现主要包括疼痛、肿胀、功能障碍和畸形。疼痛多为慢性发展的轻到中度钝性疼痛，严重时可出现撕裂样和针刺样疼痛，尤其在行走、负重和触动时加重。肿胀是由于关节炎继发的关节积液和滑膜增生等引起。功能障碍表现为关节僵硬、弹响、僵硬和摩擦感等，尤其在上下楼梯、台阶及下蹲时更为明显。畸形则以膝关节内翻型畸形为主，老年的女性多出现 O 型腿、关节局部的粗大、增大畸形。

膝骨关节炎，在中医学中被称为膝痹。《素问·痹论》中最早提出了痹证，认为其与风、寒、湿三邪侵袭人体，导致气血运行不畅有关。膝痹的主要临床症状包括膝部疼痛、酸软、沉重、肿胀、活动困难及骨摩擦音等。至明清时期，治疗膝痹的理论体系已经逐渐成熟，开始强调肝肾的重要性，并指出痹证常伴有瘀血、久病入络等特征。治疗上，中医主张以补肝肾、强筋骨和疏经活络为治疗原则。

传统功法在治疗膝骨关节炎方面，也被认为能有效缓解症状、改善关节功能。在通常采用的阶梯治疗方法中，轻度膝骨关节炎主要通过改善生活方式、避免负重行走和进行膝关节功能锻炼等非手术治疗手段来缓解症状。传统功法如太极拳、八段锦等，注重身体柔韧性和力量的平衡，通过缓慢、平和的动作提

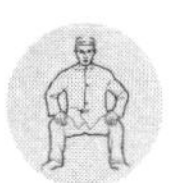

高关节的灵活性和稳定性，长期练习对预防和治疗膝骨关节炎亦有益处。

（二）功法方案

少林内功不仅是少林武术的内在灵魂，还是强身健体、养生保健的重要手段。在现代人普遍面临的膝骨关节炎问题时，少林内功展现出了其独特的作用。通过精心设计的一系列动作，如站裆势、马裆势、低裆势、大裆势、弓箭裆势等，少林内功能够有效地缓解膝骨关节炎的疼痛症状，促进膝关节的康复。

站裆势，要求练习者保持静态站立，腿部微微分开，类似于站立的基础姿势，有助于稳固膝盖，增强大腿部肌肉力量；而马裆势则要求双腿开立，模仿骑马时的站姿，这个动作能有效地加强大腿肌肉，有助于分散膝关节的压力，减少磨损。低裆势则要求下蹲至更低的位置，以此来深度强化腿部肌肉、增加关节的灵活性。大裆势更是一种全方位锻炼，通过大幅度的腿部开合，加强膝盖和大腿的稳定性，提升关节的承受能力。至于弓箭裆势，模仿射箭时的站姿，通过前后腿的不同力度分配，加强腿部肌肉和膝关节的调节能力，进一步保护膝关节。每个动作练习 5 分钟，一共练习约 40 分钟。

少林内功的动作不仅能够加强腿部肌肉、提高膝关节的稳定性，还能通过持续的练习，帮助促进膝关节附近血液循环，加速代谢废物的排出，从而缓解关节炎引起的炎症和疼痛。练习少林内功对于预防和缓解膝骨关节炎的临床症状，具有显著的效果。习练少林内功不仅是一种治疗的手段，还是一种生活方式的转变，可引导人们走向更健康的生活状态。

（三）方案分析

膝骨关节炎患者存在着明显的肌肉力量下降情况，尤其在向心和离心收缩能力上。研究表明，膝骨关节炎患者的向心腿

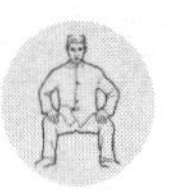

伸展强度可降低 11%～56%，而离心强度降低幅度更为显著，达到 76%。这种力量的减弱不但降低了膝关节的稳定性，还增加了疼痛和进一步损伤的风险。离心收缩和向心收缩是理解肌肉功能和运动学中两个重要的概念。离心收缩发生在肌肉在收缩产生张力的同时被拉长，而向心收缩则发生在肌肉收缩产生的张力保持不变的情况下长度缩短（或延长）引起关节活动的过程。这两种收缩方式对于肌肉力量的发展和关节的活动性都有着重要的影响。

传统的功法锻炼提供了一种有效的解决方法。这类训练特点在于"争力"的练习模式，即通过每个动作使得主动肌肉和拮抗肌肉同时发力。由于主动和拮抗的力量对比可以通过改变关节活动方向来调节，利用这种练习模式可以很容易地实现肌肉的离心收缩。这不仅可以增强患者的膝关节周围肌肉力量，还能显著提升离心收缩的强度。

少林内功作为特殊的裆势训练方法，更是在这方面有着独到之处。通过站裆势、马裆势、低裆势、大裆势及弓箭裆势等练习，可以充分拉伸和锻炼膝关节附近的肌肉，如内收肌群、股四头肌及大腿后侧的肌肉。这种调整和训练不仅有助于恢复关节的正确位置，还对提高本体感觉至关重要。良好的本体感觉是进行精确训练的前提，而少林内功的练习可以为膝骨关节炎患者在膝关节疼痛、感知功能和腿部最大强度方面带来显著的改善。

通过针对性的离心和向心收缩训练，结合特色的少林内功裆势练习，可以有效地增强膝骨关节炎患者的腿部肌肉力量，改善关节功能，从而减少疼痛并提高生活质量。这为膝骨关节炎患者的康复提供了一条有效的路径。

（四）习练注意事项

（1）保持健康的体重。过重将增加膝关节的负担，加速关节

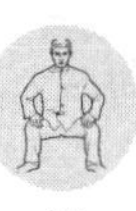

磨损。少林内功练习者应注重饮食调整,达到减轻体重的目的,从而减轻膝关节负担。

(2) 运动与休息相结合。在进行少林内功练习的同时,务必注意运动与休息的平衡。过度劳累或过分追求功效可能导致关节和肌肉的损伤,反而加重膝骨关节炎的症状。

(3) 选择软质地面进行练习。在硬化的地面上进行少林内功练习,尤其是涉及跳跃、奔跑的动作会增加膝关节的压力。选择柔软的草地或使用防震垫等设施进行练习,可有效减少对膝关节的冲击。

(4) 低冲击力运动作为辅助。除了进行少林内功练习之外,融入游泳、骑自行车等低冲击力的运动可以优化关节功能,减轻关节负担,同时增强心肺功能和肌肉力量,为膝骨关节炎的康复和预防提供辅助。

(5) 加入轻度力量训练。适当的力量训练可以加强膝关节周围肌肉的支撑,减少关节的不稳定性。在进行少林内功锻炼的同时,增加轻度力量训练可以为关节提供更好的保护。

在运用少林内功进行膝骨关节炎干预时,应综合考虑个人的实际情况和身体状况,遵循适度原则,避免极端或单一的练习方式。

第五节　少林内功在妇科疾病中的应用

一、痛经

(一) 概述

痛经,作为女性常见的月经相关疼痛问题,已经成为影响众

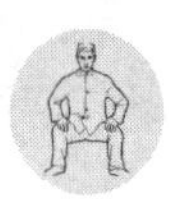

多女性正常生活与工作的重要因素。这种疼痛属于周期性，主要发生于月经期间或月经前后，表现为下腹部的痉挛性疼痛。不仅如此，疼痛还可能沿着腰部到大腿上部辐射，导致痛经者感受到极大的不适。痛经不仅带来了生理上的疼痛，还可影响女性的心理和社交生活层面，成为不容忽视的健康问题。痛经的疼痛强度可以从轻微的不适发展到剧烈的疼痛，影响日常生活和工作效率。

根据其原因痛经可以分为两种类型：原发性痛经和继发性痛经。原发性痛经指的是在没有发现任何生殖系统结构异常的情况下发生的痛经，通常在女性初潮后不久开始出现，因而也被称作功能性痛经。这种情况通常是子宫肌肉收缩过于频繁或强烈导致的疼痛。相反，继发性痛经则是由于生殖器官的明显病变所致，如子宫内膜异位症、盆腔炎和生殖系统肿瘤等。这些病变不仅导致经期的疼痛，还可能伴随有长期的慢性骨盆疼痛。

在中医学中，痛经被认为由多种因素导致，主要涉及七情（情绪因素）、不当饮食、过度劳累及自然界的六淫（风、寒、暑、湿、燥、火）对人体的影响。病位通常位于冲任经络与胞宫。病机为“不通则痛”或“不荣则痛”，诊疗过程中需要着重辨别虚实寒热状态。

（二）功法方案

少林内功是一种结合呼吸、动作与意念的传统功法，其中对于调节身体状态，特别是缓解痛经有着显著的疗效。痛经，医学上称为痛经病或月经痛，是困扰许多女性的常见问题，其根本原因在于气血运行不畅，导致子宫收缩疼痛。通过练习少林内功，能够有效促进身体的气血流通，达到缓解痛经的目的。

少林内功的站裆势，以及“风摆荷叶”“怀中抱月”等姿势动作，不仅可以增强下肢和腰部的力量，还能改善下腹部的血液循

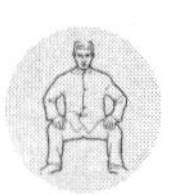

环，增加盆腔内器官的血液供应，帮助缓解月经过程中的不适。随着练习的深入，辅以马裆势、弓箭裆势等更为强化的训练，能促进气血运行更为畅通无阻。

坐裆势配合意念导引法，则是通过静坐调息，利用意念引导身体内的气血运行，达到内外兼修的效果。这种方法不但能够缓解身体疼痛，还有助于内心的平和，对于经期情绪波动有良好的调节作用。此外，保持每天 2 次、每次 30 分钟的练习，既能确保足够的锻炼量来促进气血运行，又能避免过度劳累。练习到出汗或略感疲劳为度，可以使身体在不透支的状态下获得良好的调理，避免逆效果。

总之，通过坚持练习少林内功，特别是裆势动作与意念导引的结合，不仅可以有效缓解痛经的困扰，还能在长期练习中促进身心健康，提升生活品质。与许多古老的养生之道一样，少林内功强调的是人与自然合一，通过自身的努力达到身心的和谐，是值得现代人尝试和实践的一门宝贵技艺。

（三）方案分析

原发性痛经是一种常见的妇科问题，其主要生理因素是子宫内膜血液中前列腺素含量的增加，刺激子宫手滑肌的收缩，减少子宫血流，从而导致子宫缺血缺氧，缺氧进而引起的肌肉痉挛，这是原发性痛经的典型特征。不同强度的运动被认为能够通过不同的机制来缓解原发性痛经的症状。中等和高强度运动可能通过增加抗炎细胞因子的释放和减少月经流量来减轻痛经，这种方式减少了前列腺素的总体释放。而较轻的运动形式，如瑜伽，可能通过降低皮质醇水平来减少前列腺素的合成，进一步缓解痛经。

运动是减轻日常压力和控制免疫系统变化的重要方式之一。听音乐、冥想、自我催眠和运动等方法已被引入为管理压力

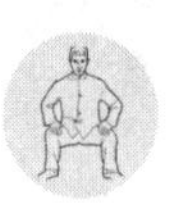

的方法。通过减少交感神经活动和在休息期间增加副交感神经的活动,有助于减轻压力及其引发的痛经症状。人们对疼痛的敏感程度不同,是因为大脑疼痛控制系统在抑制痛觉信号方面的能力不同。痛经部分是由交感神经系统介导的子宫肌肉收缩增加造成的,而锻炼通过减轻压力,可以降低交感神经系统的活动,从而减轻痛经症状。

自 1943 年 Billig 提出通过一系列伸展运动帮助缓解痛经以来,运动干预痛经的有效性得到了一系列研究的验证。相关研究发现,定期的运动不仅能够减轻月经期间的痛经症状,还对整个月经周期的情绪状态和身体症状有显著的积极影响。综上,运动因其独特的生理和心理效益,成为一种有效的管理原发性痛经的方式。

在公众认知领域内,运动往往是被定义为一些需要较高身体强度的活动,例如跑步、游泳、骑自行车及各种阻力训练项目,以上活动因其对提高心肺健康、强化肌肉及促进体重管理的明显效果而受到推崇。然而,低强度运动,诸如瑜伽、太极、普拉提及各类伸展运动,正在作为一种对高强度运动的有效补充或甚至是替代方式逐渐受到重视。这些低强度运动以其对提升灵活性、增加肌肉耐力、减轻压力及改善身心平衡的能力而日益受到关注。更重要的是,有研究表明,从事有氧运动能够促使身体释放β-内啡肽,这是一种作用类似于非特异性疼痛镇痛剂的激素,从而通过改善新陈代谢、调整水电解质平衡、优化血液动力学条件及增加血流,改善盆腔及周边器官的功能。

传统少林内功,如弓箭裆势,是低强度运动的一个典型代表。弓箭裆势注重下肢基本功的锻炼,以及通过特定姿势的维持,促进身体内部力量的平衡与协调。这种独特的训练方式,不仅能够加强肌肉和骨骼的力量,还能调和内脏功能,促进气血在

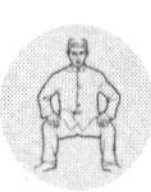

经络中的正常循环，最终达到强身健体的目的。这些内功练习被视为练习“架力”的基础，对于提高身体的整体素质和抵抗力有着重要意义。

在现代社会，低强度运动的价值不仅体现在体能训练上，还在于它对心理健康的正面影响。随着人们生活节奏的加快，心理压力也日益增大，低强度运动如瑜伽、太极和散步等，提供了一种减轻压力的途径。这些运动通过放松身体，平稳呼吸，帮助人们达到身心合一的状态，从而有效缓解压力，提升生活质量。

低强度运动的少林内功作为提升身体功能和精神状态的有效手段，不仅是高强度训练的有效补充，还是一种促进身心健康的重要方式。它通过各种内在机制的激活，可提高痛阈，调和内脏，促进气血循环，从而达到健身养性的目标。在现代社会，将低强度运动融入日常生活，无疑是提升生活质量，实现身心平衡的重要途径。

（四）习练注意事项

（1）适度运动。根据自己的身体反应，月经期间的锻炼应适度进行。避免长时间或过于剧烈的运动，研究表明月经期间进行 60 分钟的中等至剧烈强度运动可能增加运动相关炎症。

（2）避免大幅度伸展。特别是需要大范围伸展子宫附近韧带的动作，如反转式瑜伽姿势，可能会对子宫和周围韧带造成不利影响，增加压迫和出血。

（3）注意身体信号。当出现异常疲劳、恶心、疼痛或不适时，应暂停活动并休息。若症状持续，建议停止一切活动，并记住“无痛无获”的观念对月经期女性并不适用。

（4）月经卫生。月经期间保持良好的卫生习惯尤为重要，如定期更换卫生巾，以防皮肤过敏或皮疹。

（5）注意营养补充。确保摄入足够的维生素 D 和镁。维生

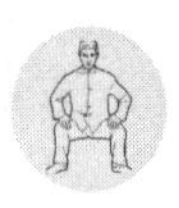

素 D 有助于减少体内炎症分子的产生，而镁则有助于放松子宫肌肉，减轻抽筋引起的疼痛。

(6) 保持充分水分。月经期间及时补充水分是减轻腹部痉挛的关键。建议喝足够量的水，温水或热水可能更有帮助，可以促进血液循环，帮助放松紧张的肌肉。

二、经前期综合征

（一）概述

经前综合征是一种影响女性身心健康的复杂状态，它囊括了广泛的症状，涉及情绪、行为以及生理方面。这种由于激素变化引起的综合征通常发生在月经前 5～7 天。在月经开始之后，这些症状通常会有所缓解，但在经前期，它可能严重影响患者的日常生活。

经前期综合征，作为许多女性在生理周期中遭遇的一项常见问题，经常伴随着一系列症状如情绪波动、身体不适等，对日常生活产生较大影响。针灸和中药治疗，在经前期综合征的治疗中扮演了不可或缺的角色。它们以其独特的治疗方法和调理理念，为许多女性带来了实质性的帮助。当然，具体治疗方案还需根据个人体质和症状进行定制，咨询专业的中医师以获得最适宜的治疗建议是十分必要的。

（二）功法方案

少林内功是一种具有深厚文化底蕴的传统武术，其练习不仅有助于提升身体的柔韧性和力量，还对改善和调节人体内部机能具有显著效果。经前期综合征是影响广大女性健康的一种常见疾病，其症状多样，包括情绪波动、体重增加、乳房胀痛、腹部不适等。少林内功通过特定的动作如伸展腹部、颈部和背部肌肉、保持脊柱的灵活性等，能有效缓解经前期综合征的若干不

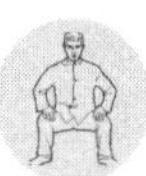

适症状。特别是，站裆势结合“风摆荷叶”“怀中抱月”等动作，不仅有助于增加腹部肌肉的弹性和脊柱的灵活性，还能促进盆腔血液循环，缓解腹部紧张和不适。进阶的马裆势、弓箭裆势和坐裆势配合意念导引法，则进一步加强了对内在平衡和情绪调节的影响，有助于解决因情绪波动引起的症状。

每天早晚各自练习 1 次，每次 30 分钟，既能保证身体得到适度的锻炼，又能避免过度疲劳。这种锻炼方式注重身心合一，符合中医养生学说中通过调节体内气血、平衡阴阳来防病治病的观点。因此，选择少林内功作为干预经前期综合征的方法是完全合理且有效的，特别适合寻求自然疗法改善症状的女性。

（三）方案分析

锻炼被证明通过神经免疫调节作用，增加神经营养素和 β 内啡肽的水平，降低交感神经活动，影响下丘脑-垂体-肾上腺轴反应，并通过改善 5-羟色胺的分泌减少焦虑和抑郁症状。此外，体育锻炼通过分散注意力，产生积极思维和提升自我效能感，可以改善身体形象，减少抑郁。对于具有轻度经前期综合征症状的女性而言，定期锻炼和实践减压技术已成为有效且成本效益比更高的治疗选项。

锻炼也可以缓解经前期综合征引起的物理症状，如水肿、体重增加、头痛和乳房疼痛。它能降低血清醛固酮水平，调整前列腺素 E_2 水平，并改善血流动力学，缓解身心压力，从而缓解腰痛和腹部抽筋等症状。

在治疗严重经前期综合征时，常使用 5-羟色胺类药物和促性腺激素释放激素激动剂，但它们可能引发诸如恶心、虚弱、疲劳和性功能障碍等不良反应。长期使用还可能增加患心血管疾病和骨质疏松症的风险，并需要激素补充疗法来抵消其低雌激

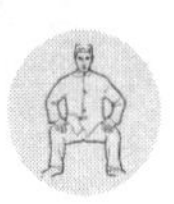

素作用的需求。相比之下，作为一种避免药物不良反应的方法，体育锻炼为家庭训练提供了一个高效可行的选择。

锻炼还会改变人体的内分泌功能，其中包括抑制前列腺素的释放；同时可提高雌激素比例，可以降低子宫内膜增殖的风险，减少子宫的血液流动，从而对女性的生理健康产生积极影响。通过这些生理变化，锻炼不仅能帮助改善体质，还能有效缓解一系列生理症状，如经期不适等。

从心理层面说，锻炼能够有效帮助分散人们对侵入性思维的注意力，这类思维包括持续的负面思维和担忧，这些往往是压力和焦虑的源头。通过将注意力转移到身体运动上，人们可以更加专注于当前时刻，减少对负面情绪的沉溺。而且，锻炼过程中的成就感和进步感也会促进积极思维的形成，对抗抑郁情绪，从而有助于建立更加乐观的生活态度和健康的心理状况。

少林内功，融调身、调息、调神为一体，旨在达到身心的和谐统一。这种独特的内功修炼方法，被视为一种安全、经济高效，无不良反应的非药物疗法，深受广大练习者的喜爱和推崇。

调身即是通过一系列具有特定呼吸配合的体位和动作，来训练身体的柔韧性、力量和协调性，以达到强身健体的目的。这些练习不需要复杂的器械，只需一块平整的地方，就可以进行，因此非常经济实惠。通过长期坚持，可以有效提升个人的身体素质，预防疾病。

调息主要是指通过调节呼吸来影响和改善身体的内在环境。少林内功中的呼吸法非常讲究呼吸细长、平稳深远，这样可以帮助练习者减缓心跳，降低血压，平稳情绪，从而在无形中提高了身体的免疫力和自我恢复能力。

调神则是通过内功练习，达到内心的清净和精神的集中。在快节奏的生活中，人们时常感到精神压力大，心绪不宁。少林

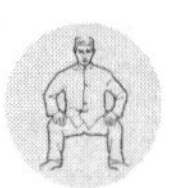

内功的修炼，可以帮助练习者排除杂念，达到一种身心合一的宁静状态，从而有效缓解压力和焦虑，提升生活的幸福感。

（四）习练注意事项

改变饮食习惯可对缓解经前期综合征症状大有裨益。减少咖啡因、酒精和盐的摄入量可以帮助降低情绪波动和水肿，并可能减少头痛的发生。适量饮水和摄入丰富的维生素和矿物质也是很重要的。

寻找减轻压力的方法至关重要。高压的生活状态不仅能激化经前期综合征的症状，也是许多健康问题的根源。冥想和瑜伽等缓解压力的活动能够帮助改善情绪状态，降低压力水平。

保持定期锻炼对于调节情绪和增进整体健康同样重要。锻炼不仅能够缓解经前期综合征的某些症状，如疲劳和抑郁，还能改善睡眠质量和提高能量水平。

理解和处理经前期综合征时，需要根据个人需求制订相应的治疗方案。通过对症下药，细致地考虑患者的具体症状和生活状况，可以大大提高治疗的有效性。在这一过程中，保持与医疗和心理保健提供者的密切沟通，定期评估症状和治疗效果至关重要，以确保最佳的医疗护理与支持。

三、月经不调

（一）概述

月经不调是指月经周期、经量、经色等出现的各种异常情况，常伴有腹痛和其他全身症状，表现为经期前后无规律、经期延长或缩短等。这种症状在女性中十分普遍，对患者的身心健康和日常生活造成了一定的影响。月经不调的成因复杂，涉及激素失衡、生活习惯、心理状态及一些特定疾病等多个方面。

治疗月经不调的主旨在于促进规律的排卵和恢复周期性月

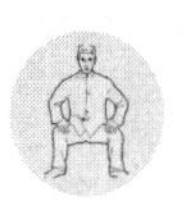

经流动。成功的治疗策略需要准确识别导致月经不规则的根本原因，如心理压力、过度运动或饮食失调等。不少女性的月经不调问题往往受到这些多重因素的共同作用影响。

中医学历史悠久，其在妇科疾病的治疗上拥有独特的理论和丰富的实践经验，尤其是在处理月经不调的问题上。

在中医学理论中，月经不调的成因和治疗均涉及气血、肝、脾、肾等概念。中医学认为，月经的正常与否受到气血运行状况的影响，其中气是推动血液运行的动力，血是构成月经的物质基础。肝主疏泄，负责调节气血，保证血液在经脉中的正常流动；脾主运化，是气血生化之源；肾藏精，精血同源，与生殖和月经周期密切相关。因此，月经不调是由气血运行失常，及肝、脾、肾功能失衡引起的。

（二）功法方案

少林内功，作为一种深厚的传统武术养生之道，其实践中蕴含了调整身心、平衡气血的深意。例如少林内功中的“风摆荷叶”、马裆势、站裆势、弓箭裆势等动作，每一个动作的实施其实都是在引导身体内部气血流通，优化人体经络运行的状态。例如，“风摆荷叶”是增强臂力与悬劲的基础功法之一，促进气血流通。而马裆势、站裆势和弓箭裆势则通过特定的站立姿势和运动方式，加强下肢肌肉和腹部力量，从而对下丹田区域产生刺激，促进该区域气血流转顺畅。

从中医角度来看，月经周期和女性生殖系统的健康与肝、肾密切相关，而肝主疏泄、肾藏精直接影响着气血的生成与调节。通过练习少林内功的动作，可以调理身体的气机，平衡阴阳，强化脏腑功能，从而对月经不调有着积极的干预作用。特别是这些动作对于增强下腹部血液循环和改善妇女的生殖系统健康非常有益。

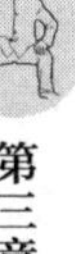

（三）方案分析

功法锻炼能够通过多个方面对月经不调起到潜在的调节益处。内分泌系统异常可能是月经不调的发病原因，运动能够通过调节下丘脑-垂体-卵巢轴的功能改善内分泌系统的异常状态，如规律运动能够降低皮质醇水平，缓解压力或应激对下丘脑-垂体-卵巢轴的抑制，促进促性腺激素释放激素分泌。精神心理因素也可能会通过影响下丘脑-垂体-卵巢轴进而导致月经周期紊乱，而运动锻炼能够促进内源性内啡肽及其他神经递质的分泌，调节自主神经平衡从而改善焦虑抑郁情绪，缓解心理压力水平。此外，肥胖与胰岛素抵抗也可能会影响生殖系统正常功能从而引起月经不调的情况，而运动能够增加能量消耗和促进脂肪氧化，降低体脂率，减少对激素分泌水平的干扰，还可以降低空腹胰岛素水平，改善机体代谢状态从而减少相关的月经不调情况的发生。

中医理论认为月经不调主要与肝、肾、脾失调有关。肾藏精，其盛衰直接影响到人体的生长发育，肝藏血，主疏泄，脾转输水谷精微以供肾精与肝血。当这些脏腑失调时，就可能导致月经异常。特别是肾主导月经的产生，因此调整月经常需要先从补肾入手，重点是填补精血，辅以助阳益气，以达到阴阳平衡和补益肾气，从而让月经自然调节。

从中医经络学说的角度，少林内功是一种有效的方法来疏通经络和促进气血运行，特别是通过站裆势和弓箭裆势配合上肢“风摆荷叶”的动作，能够针对足三阴经络的特定循行路线进行锻炼，以达到气血周流全身、百脉畅通的效果。这种锻炼有助于调节和伸展下腹部的肌肉和筋膜，缓解痛经。

少林内功作为一种特殊的呼吸练习，能够帮助平静心灵和神经系统，降低交感神经活动，促使身体放松。这种放松状态通

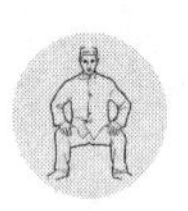

过降低心率、增加呼吸量来为血液提供更多的氧气，并帮助身体释放内啡肽。此外，瑜伽也是一种有益于改善血液循环、增加富氧血液流向腹部器官和盆底的锻炼方式，能够帮助放松肌肉和缓解疼痛。

（四）习练注意事项

合理的作息、适量的运动、保持良好的心态也是调整月经不调不可忽视的环节，休息与睡眠有助于缓解身体的疲惫。

适度练习如少林内功、易筋经、太极拳、瑜伽、普拉提和冥想等项目，可以帮助减轻压力，并且有助于平衡激素，维持正常月经周期。

在饮食方面，增强营养、增强体质是基本原则。可以通过摄入富含黄体酮的食物来补充营养，比如蛋黄、螺旋藻等，同时应当避免摄入生冷食品和过量的盐。此外，增加叶酸、维生素 B_2 及健康脂肪酸的摄入量也是十分有益的。

使用某些中草药，如豆蔻、生姜、茴香、藏红花和肉桂，可以帮助促进消化，缓解腹胀和消化不良的问题。

第六节　少林内功在心理疾病中的应用

一、抑郁

（一）概述

抑郁症是全球范围内一种普遍存在的疾病，全球约有 2.8 亿人受此疾病影响。抑郁症与日常情绪波动或对生活压力的暂时性情绪反应存在本质的不同，尤其当其表现为反复发作且程度中度至重度时，这种心理健康状况便非常严重。它不仅会导

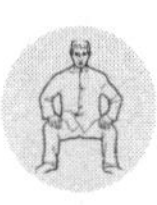

致患者经历极大的痛苦，还可能严重影响其工作、学习和家庭生活，甚至会导致自杀。每年有超过 70 万的患者因抑郁症丧命，成为 15～29 岁人群的第四大死因。

中医认识抑郁症是一个由浅入深的经历：先秦时期对抑郁情绪已有广泛认识；魏晋至金元时期主要从虚劳来认识抑郁症，并记载有大量的治疗方药；明清时期的部分医家所描述的忧郁和癫病与抑郁症的临床特点符合，也与金元之前从虚（劳）认识抑郁症一脉相承。中医还非常重视情志调节和生活方式的作用。通过导引功法、呼吸锻炼、情绪管理等方法，帮助患者调整心态，缓解精神压力，从而改善抑郁症状。这种方法不仅是对症状的治疗，也是一种对生活方式的调整，强调人与自然和谐共生，达到身心健康的最佳状态。

少林内功，作为传统功法之一，融合了调身、调息、调心，特别适合用于预防和治疗抑郁症。其独特之处在于它结合了动作和呼吸，不仅能够有效地锻炼身体，还能通过深呼吸来平静情绪，减少情绪的波动，通过这种方式来缓解甚至治疗抑郁症。少林内功练功过程中的运动还能促进内啡肽的分泌。内啡肽被誉为“快乐激素”，可以提高人的情绪，让人感觉更加轻松和快乐。这种方法不仅可以减轻抑郁症状，还能提高人的生活质量，让人在精神上得到真正的放松和愉悦。

（二）功法方案

在现代心理学与传统中医学的交汇点上，治疗抑郁症的方法呈现出多元化与个性化的特征。少林内功作为一种身心练习方法，在抑郁症干预中展现出了独特的有效性。这一方法既有传统文化的底蕴，也得到了现代科学研究的部分支持。

民国时期，中医将很多现代医学视为心理疾病的症状归类为虚劳。虚劳涉及精神疲惫、意志不振等，与现代医学中的抑郁

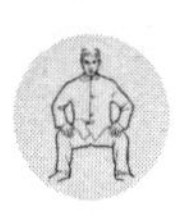

症和焦虑症状有着高度相似性。当代科学研究亦表明，体育活动对于缓解抑郁症具有积极作用，其中包括传统的少林内功练习。少林内功通过调节呼吸、体位和动作，促使实践者的精神注意力由内心转向身体，这种注意力的转移为大脑中负责情绪调节的区域提供了必要的休息时间，促进了情绪的稳定和恢复。

练习少林内功不仅是身体锻炼，也是一种精神修行。通过站裆势、“前推八匹马”、“倒拉九头牛”等基础动作的练习，可以帮助初学者逐步适应内功的练习方式，从而逐渐增强体能和精神集中力。随着练习的深入，马裆势、弓箭裆势和大裆势等更为深入的锻炼方式可以进一步加强身体的控制能力和精神的集中度。动作如“两手托天”“霸王举鼎”等不仅加强了身体的柔韧性和力量，也有助于调节情绪，达到调神的目的。每日早上练习约30分钟，以身体感到舒适和轻微出汗为宜，这样的锻炼度既能确保安全，又能够确保效果。此外，随着体能和精神状态的改善，练习时间和难度可能会根据个人情况进行调整，从而达到最佳的治疗效果。

（三）方案分析

中医学古籍中并无相关病名的记载，应归属于情志病范畴，其症状散在于郁证、百合病、脏躁、梅核气、不寐等病症中。从病因到理法方药，均有丰富的积累，《素问·阴阳应象大论》云：“人有五脏化五气，以生喜、怒、悲、忧、恐”，心在志为喜，肝在志为怒，脾在志为思，肺在志为忧，肾在志为恐，提出了五脏与情志的关系，奠定了情志致病的基础。《素问·六元正纪大论》云：“木郁达之，火郁发之，土郁夺之，金郁泄之，水郁折之”，则指出了不同脏腑郁症的治疗方法。东汉张仲景在《金匮要略》中记载了脏躁、梅核气两种病症，并观察到这两种病症多发于女性，创立了甘麦大枣汤、半夏厚朴汤，沿用至今。金元时期朱丹溪在《丹溪

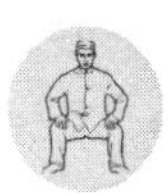

心法》中提出了气、血、火、食、湿、痰“六郁”之说，创立了越鞠丸等相应的治疗方法。明代《医学正传》首先采用“郁证”这一病名。明代《景岳全书》指出：“凡五气之郁，则诸病皆有，此因病而郁也，至若情志之郁，则总由乎心，此因郁而病也”，说明了情志与躯体的病变可互为因果，关系密切。近代医家提出：六淫、疠气、七情、饮食、劳倦及外伤和虫兽伤为致病的六大病因，说明了情志致病的重要性。中医药防治抑郁症从整体观着手，采用调节全身各脏腑气血，使五脏六腑得到气血的滋养，达到“阴平阳秘”的平衡状态，而使神志调畅，具有辨证施治的优势和天然、安全的特色。

中医学对抑郁症的理解和治疗方法反映了其独特的整体观和生命观。从历史演变来看，中医学对于抑郁症的认识经历了从先秦时期的浅层认识，到明清时期情志疾病概念的深化，并逐步形成了独特的辨证论治体系，这一历程体现出中医学对人体生理、心理及环境等多方面因素综合影响的全面考虑。

从脏腑角度分析抑郁症，不同脏腑的失衡被视为导致抑郁情绪的关键。例如，肝气郁结、心脾两虚、忧郁伤神及阴虚火旺均被视为抑郁症的重要病理基础。在治疗上，中医注重调和脏腑功能，恢复其平衡状态，通过疏肝解郁、健脾养心、养心安神、补养肝阴等手段，以达到治疗的目的。从病理产物方面分析，中医还关注气滞、瘀血、痰湿等因素对抑郁情绪产生不同程度的影响，通过活血化瘀、化痰散结等方法进行针对性治疗，以期解除情绪郁结的病理产物对患者的影响。

抑郁症的明显特征包括持续的悲伤、缺乏兴趣、疲劳及对日常活动失去动力等。虽然在抑郁症发作时，锻炼或许是患者最不愿意做的事情之一，但积极参与体育活动可以显著缓解抑郁症状，改善心理健康。

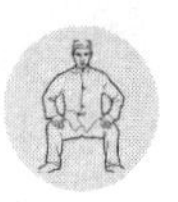

锻炼对于改善抑郁、焦虑等心理健康问题的有效性，得到了诸多研究的支持。这种改善不仅归功于体育活动在生理层面上的作用，如调节内啡肽等脑内化学物质的水平，从而带来精神愉悦；还包括其带来的心理和情感益处，如提升自信、增强社交互动及提供健康的抑郁应对策略。

动物研究已经揭示了运动对抑郁症的积极作用，这种作用涉及对神经递质、神经生成因子、神经营养因子及脑血流的调节。这包括通过增加脑源性神经营养因子水平来增强神经保护和神经营养作用，进而改善小鼠的焦虑和抑郁状态。海马中的内源性分子 D－β 氢氧化物的积累被认为是其中一个关键机制，它通过跨越血脑屏障和抑制特定酶的活性来促进脑源性神经营养因子的表达并影响突触传播。此外，运动还能够调节与睡眠剥夺有关的抑郁症模型中的水平，显示出其神经保护的潜力。

人类研究也证实了运动对抑郁症的积极影响。长时间的久坐行为与抑郁症评分的增高密切相关，而中等至剧烈的体育活动则与较低的抑郁症症状相关。来自不同国家和地区的研究支持定期运动对改善抑郁症患者心理健康的积极作用。例如，每天至少进行 60 分钟中等强度的运动（包括肌肉增强、有氧运动、灵活性和平衡运动）可以显著减轻老年抑郁症患者的症状。中等强度的定期运动被证明可以显著降低抑郁症的风险，展示了作为一种改善心理健康的有效方法。甚至在特定群体中，较少久坐和频繁的体力活动可以降低抑郁症的风险。

无论是传统的少林内功还是现代体育活动，两者都在维护心理健康方面扮演着至关重要的角色。尤其是从“调神”这一概念中，不难发现，历史悠久的锻炼体系和现代的运动理论在根本上追求的是相同的目标——通过身体的活动影响内在的生理机制，以达到预防和治疗抑郁症的效果。这一桥梁不仅为少林内

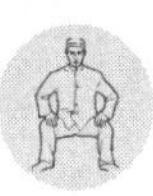

功在现代心理健康领域的应用提供了理论基础,也将传统体育活动与现代科学研究紧密相连,展现了跨时代的智慧与价值。

少林内功作为传统体育活动,其中“调神”这一环节在现代医学理论中也找到了其科学依据,尤其是与运动对人体神经内分泌功能改善的研究相关。现代医学研究显示,适量的规律性运动可以显著改善人体的神经内分泌功能。一方面,规律的体力活动可调节多巴胺能系统。多巴胺,作为一种重要的神经递质,对人的情绪状态有着重要影响。体育活动通过促进多巴胺的分泌,有助于改善情绪,增加快乐感,对抑制抑郁症状有积极效果。另一方面,运动还能促进脑源性神经营养因子的分泌。脑源性神经营养因子是一种在大脑中发现的蛋白质,对神经细胞的生长、发育及功能重塑具有重要作用。它在调节情绪、提高认知功能及预防各种心理疾病中起着关键作用。通过运动促进其分泌,人体能够在调整和改善情绪紊乱、缓解抑郁症状等方面获益,实现心理上的自我调节和养护。

(四)习练注意事项

(1)设置灵活的计划。锻炼计划需要有一定的灵活性。如果因为某些意外情况错过了一次锻炼,不要因此而沮丧。重要的是要回归正轨,尝试在其他时间补上错过的锻炼。

(2)寻找动力来源。找到那些能激励你坚持下去的因素。可能是提升健康、改善外观,或者是能够完成一个新的锻炼目标。在难以继续时,回想这些目标和动力可以找回动力。

(3)自我调节。每个人都可能遇到回退的时刻。关键是不要对自己太过严苛。认识到每个人的旅程都会有起有落,对自己保持一种正面的、宽容的态度。

(4)寻求社会支持。无论是朋友、家人还是在线社区,有人支持可以极大地提高克服挫折的能力。当遇到困难时,不要犹

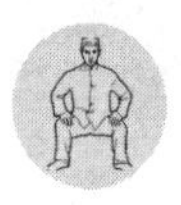

豫去寻求帮助和鼓励。

(5) 记录进度。记录锻炼进度和成就可以提供可视化的进步证明,帮助你在面对障碍时保持心态积极。当看到自己取得的成果时,会更有动力继续前进。

(6) 适时奖励。即使是小小的进步也值得庆祝。实现了一个小目标或者坚持完成了一周的锻炼计划,给自己一些正面的奖励可以鼓励你继续前进。

遵循上述建议,可以有效地为可能遇到的挫折和障碍做好准备,这将帮助你坚持下去并在体育锻炼的路上取得成功。每个人的旅程都是独一无二的,重要的是找到适合自己的方式,继续前进。

二、焦虑

(一) 概述

焦虑是一种普遍存在的情绪反应,对于应对日常生活中的挑战和压力而言,适度的焦虑可以起到积极的作用。然而,当焦虑的程度超过个体的应对能力,且影响到日常生活的正常进行时,便可能转变为一种需要专业干预的心理健康问题。焦虑症包括多种类型,其中每一种类型都有其特定的症状和临床特征。下面是对不同类型的焦虑症的概述,以及当焦虑成为疾病时应当注意的现象。

焦虑症状主要分为两种类型:广泛性焦虑和急性焦虑。广泛性焦虑,亦称为慢性焦虑,其特征在于患者经常无缘无故地感到担忧、紧张和害怕,这种感觉通常没有确切的缘由。患者还可能会出现包括头晕、胸闷、心慌、呼吸急促、口干、尿频、出汗和震颤在内的自主神经系统症状,以及无法安静下来的感觉。急性焦虑,患者会突然感到极度恐惧,有濒死感或感觉无法控制正在

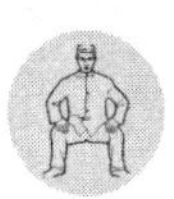

发生的事。惊恐发作的自主神经系统症状与广泛性焦虑相似，但其特点是症状通常在几分钟到数小时内迅速发作，并且患者在发作时意识清晰。由于症状严重但身体检查结果通常正常，惊恐发作有很高的被误诊风险。这两类焦虑症状都会严重影响患者的生活质量，因此需要及时诊断和治疗。

焦虑症的病因至今尚未被完全阐明。它似乎是由一系列因素引起的，包括遗传、环境、生理和心理因素的综合作用。研究表明，焦虑症在家族中可能会有遗传倾向，而某些个性特征，如过度的完美主义或容易担忧，也可能让人更易于感受到焦虑。此外，个体如何认知并解释周遭的事件也可能导致焦虑的产生。生活中的重大压力事件，诸如丧亲、离婚或失业，也是触发焦虑的常见原因。在生化层面上，大脑中神经递质的失衡，尤其是影响情绪调节的神经递质，如5-羟色胺或去甲肾上腺素的不平衡，同样被认为是焦虑形成的一个因素。一些躯体疾病，如心脏病、糖尿病或甲状腺问题，也可能与焦虑有关。这些健康问题本身可能直接引起焦虑，对病情的担忧也可能间接导致焦虑。此外，药物滥用、咖啡因摄入过量或某些药物的不良反应也可能是焦虑的诱因之一。某些情况下，焦虑可能由潜在的医学问题触发，特别是当患者没有家族病史，之前也没有经历过焦虑症，且焦虑的发生突然且看似与生活事件无关时。综合来看，面对焦虑症的诊断和治疗需要采取个性化和综合性的方法，包括心理治疗、药物治疗和调整生活方式，同时评估和治疗任何潜在的身体健康问题也是治疗过程中一个重要的步骤。

传统功法在治疗焦虑中扮演了重要角色。功法深植于中医学理论之中，强调通过调整呼吸、改善体态、修身养性来达到自我调节的目的。在实践中，太极拳能帮助人们放松身心，减轻压力，提高身体的平衡能力和柔韧性。气功则通过调整呼吸，导引

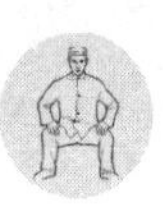

和运行体内之气，达到净化心灵、平衡情绪的作用。练习过程中，参与者需将注意力集中于身体和呼吸上，长期坚持可以有效减轻焦虑感。

（二）功法方案

在探索治疗焦虑的众多方法中，传统武术尤其是少林内功，已逐渐显示出其独特而有效的治疗潜力。少林内功作为一种身体锻炼，通过具体的动作，如“风摆荷叶”“三起三落”和“霸王举鼎”，练习者能够在提高身体功能的同时，也能达到放松身心、减轻焦虑的目的。

“风摆荷叶”是增强臂力与悬劲的基础功法之一，运劲提两掌并前推，至胸前交叉，右掌在左掌上交叉相叠，缓缓向左右外分，至掌与肘肩平。这一动作，要求练习者放松身心，随着呼吸自然地进行上肢的摆动。这种动作可以帮助人们学会如何在生活的风浪中保持内心的平静，对抗焦虑。

“三起三落”则通过三次缓慢而深入的蹲起动作，配合调息，有助于锻炼练习者的耐力和集中力，同时通过深呼吸来增加体内氧气的流动，有效缓解因焦虑带来的紧张和呼吸急促。

“霸王举鼎”是一种模拟古代英雄力举重物的动作，这样的力量型动作不仅能够增强肌肉力量，提高身体素质，更重要的是，在这个过程中，练习者需将注意力完全集中于力量的控制与平衡上，从而暂时忘记烦恼和焦虑，达到一种内心的释放和轻松。

（三）方案分析

锻炼能够有效分散注意力。美国国家医学图书馆发布的研究指出，锻炼可以减少个体对沉思回忆的注意力，这一点对于那些经常陷入焦虑状态的人来说尤为重要。焦虑往往使人过多地反思和担忧一些过去的事件或未来的不确定性，占据了大量的

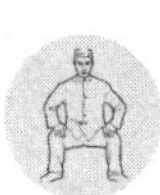

心理空间，从而影响日常生活和工作的正常进行。通过参与锻炼，个体的注意力被转移至锻炼的动作和过程上，有助于减轻这种过度反思所带来的心理压力。

锻炼能够改变人体的生理反应。在面对压力时，身体为应对刺激，往往表现为心跳加速、呼吸急促等状态。系统性的锻炼有助于减轻肌肉紧张，调节心率和呼吸频率，从而使我们能够以更为平和的状态去面对压力。这一点在许多运动员比赛前的心理调整过程中尤为明显。

锻炼能够对大脑产生积极影响。通过对动物实验的观察，研究人员发现锻炼可以对大脑中的海马产生积极的影响。海马是与学习、记忆和焦虑调节密切相关的大脑区域。这意味着锻炼不仅能够直接提高记忆力和学习能力，还具有间接调节焦虑情绪的作用，从而减轻个体的焦虑症状。

锻炼能够促进良好的应对机制的建立。有研究表明，锻炼能够显著提升我们的认知健康水平，包括提高处理思想、制造记忆、集中注意力及解决问题的能力。有了这些能力，当面对生活中的压力和挑战时，个体能够拥有更加有效的应对机制，从而减轻焦虑情绪的发生。

少林内功中的呼吸控制练习同现代心理治疗中的呼吸控制技能相呼应，都旨在帮助患者学会在焦虑发作时控制自己的呼吸，以此来降低心率和焦虑感。同时，少林内功的肌肉训练与肌肉放松技巧相结合，能够教会患者如何通过肌肉控制来达到放松的状态，进而减轻或防止惊恐发作。少林内功注重心神内守，通过内感身体、调节呼吸来达到身心一体的境界。

（四）习练注意事项

习练少林内功能有效地帮助个体降低焦虑水平。下面的建议可以作为实践指南以帮助改善心理健康。

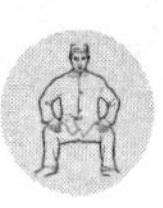

（1）及时寻求帮助。遇到心理困扰时，应尽早寻求专业帮助。及时的治疗和干预能够减少焦虑的长期影响，并提高治疗效果。

（2）建立心情日记。通过记录日常生活和情绪变化，和心理治疗师共同追踪并识别导致焦虑的具体因素，进而找到合适的应对策略。

（3）排序解决生活中的问题。合理安排时间和精力，优先处理问题，有助于减轻压力和焦虑。有效的时间管理能够带来心理上的稳定和安全感。

（4）避免摄入不健康物质。避免依赖酒精、药物、烟草和咖啡因等，这些物质可能会加剧焦虑的症状。若感到难以自己摆脱依赖，应寻求医生的帮助或参加支持团体。

（5）参与团体活动。加入团体活动，与面临类似挑战的人交流经验，可以减少孤独感和社交焦虑，共同分享和学习应对策略。

（6）维持群体活动的活跃度。对于包含治疗师的团体活动，保持群体活跃的氛围至关重要。确保每个成员都能够参与进来，而不仅仅是听课。这有助于增加团体的凝聚力，使成员之间能够相互支持和学习。

在实践这些策略时，每个人的情况都有所不同。个性化的治疗方法对于有效缓解焦虑来说十分重要。求助是勇敢的表现，无论是向专业人士还是支持团体寻求帮助，都是向更健康的心理状态迈出的重要一步。

References

参考文献

[1] 苏霄乐,吴铅谈,翁文水. 推拿功法少林内功应用于腰椎间盘突出症康复的效果[J]. 光明中医,2019,34(19):3004 - 3006.

[2] 姚斐,王嘉芝,房敏. 从解剖学角度论推拿功法少林内功的功法功理[J]. 中国中医药信息杂志,2011,18(08):92 - 93.

[3] 秦元,姚斐,尤艳利,赵毅. 12 周传统健身功法少林内功锻炼对大学生体质的影响[J]. 中国运动医学杂志,2011,30(10):948 - 950.

[4] 张友健. 少林内功对非体育专业女大学生上肢和腰腹力量的影响[J]. 现代养生,2018(15):61 - 63.

[5] 单一鸣,孙武权,曹治,等. 少林内功对慢性阻塞性肺疾病稳定期患者肺功能及运动耐力的影响[J]. 中医药导报,2019,25(02):98 - 100 + 108.

[6] 严隽陶,张宏,徐俊,等. 静力推拿功法训练对最大摄氧量的影响[J]. 按摩与导引,2002,18(3):12 - 13.

[7] 李强,松浦义昌,李启明,等. 少林内功站裆时呼吸循环系统的变化[J]. 按摩与导引,2003,19(6):16 - 18.

[8] 树钢. 少林内功结合药物对稳定型劳力性心绞痛患者的治疗效应和机制研究[D]. 南京:南京中医药大学,2013.

[9] 徐俊,万平,周信文,等. 不同地区推拿专业大学生无氧阈值及其功法训练设想[J]. 按摩与导引,1996,(5):4 - 5.

[10] 徐俊. 静力性非周期性推拿功法训练对无氧阈的影响[J]. 浙江体育科学,1996,18(3):49 - 51.

[11] 徐俊,周信文,万平,等. 心率与推拿功法“静力性”下肢裆势的关系[J]. 按摩与导引,1996,(02):5 - 6 + 37.

[12] 李江山,李铁浪,周国平,等. 推拿功法对推拿专业学生体质的影响[J]. 湖南中医学院学报,1999(01):58.

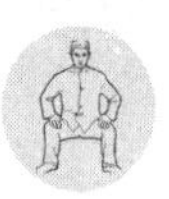

[13] 姚斐,安光辉,田健材,谢芳芳,房敏. 推拿功法少林内功对大学生甲皱微循环影响的研究[J]. 中华中医药杂志,2019,34(11):5443-5445.

[14] 李强,松浦义昌,坪内伸司,等. 近红外线分光光度法测定少林内功练功时的脑氧代谢状态[J]. 按摩与导引,2007,24(4):5-7.

[15] 张宏,严隽陶,徐俊,等. 静力训练对大鼠β-内啡肽及POMC基因表达的影响[J]. 上海中医药大学学报,2003(01):44-46.

[16] 姚斐,王琼,殷萱,等. 推拿功法少林内功对大学生心率和睡眠质量的影响[J]. 中国运动医学杂志,2018,37(07):570-572.

[17] 张友健. 少林内功改善女大学生睡眠质量的可能性研究[C]. 世界医学气功学会第九届学术交流会议论文集,2016:5.

[18] 李强,松浦义昌,坪内伸司,等. 近红外线分光光度法测定少林内功练功时的脑氧代谢状态[J]. 按摩与导引,2007(04):5-7.

[19] 李鹏,韦庆波,雨松,等. 不同频率少林内功对糖尿病前期患者的影响[J]. 江苏中医药,2017,49(02):42-45.

[20] 雨松. 24周健身少林内功干预糖尿病前期患者的临床观察[D]. 南京:南京中医药大学,2016.

[21] 韦庆波. 传统功法少林内功辅助治疗糖尿病前期患者的临床观察与机制探讨[D]. 南京:南京中医药大学,2014.

[22] 吴云川,韦庆波. 少林内功对糖尿病前期患者生理心理调节的临床观察[J]. 中华中医药杂志,2015,30(09):3392-3394.

[23] 夏昀凡,范丽娟,奚若凡,等. 推拿功法少林内功训练的能量代谢探讨[J]. 按摩与康复医学,2019,10(11):62-64.

[24] Faigenbaum AD, Westcott WL, Loud RL, et al. The effects of different resistance training protocols on muscular strength and endurance development in children [J]. Pediatrics, 1999,104(1):e5.

[25] Westcott WL, Winett RA, Anderson ES, et al. Effects of regular and slow speed resistance training on muscle strength [J]. J Sports Med Phys Fitness, 2001,41(2):154-158.

[26] Howell AK, Gaughan JP, Cairns MA, et al. The effect of muscle hypoperfusion-hyperemia on repetitive vertical jump performance [J]. J Strength Cond Res, 2001,15(4):446-449.

[27] 田野,赵杰修,何子红,等. 运动与能量代谢调控研究进展[J]. 科学通报,2015,(32):3078-3086.

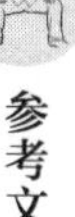

[28] Gibala MJ. Regulation of skeletal muscle amino acid metabolism during exercise [J]. Int J Sport Nutr Exerc Metab, 2001,11(1):87-108.

[29] Gibala MJ, MacLean DA, Graham TE, et al. Tricarboxylic acid cycle intermediate pool size and extimated cycle flux in human muscle during exercise [J]. Am J Physiol, 1998,275(2):E235-E242.

[30] 王立靖,衣雪洁. 耐力训练及限制饮食对单纯性肥胖大鼠脂肪合成的影响[J]. 北京体育大学学报,2008,(9):1215-1218.

[31] Tran ZV, Weltman A. Differential effects of exercise on serum lipid and lipoprotein levels seen with changes in body weight. A metaanalysis [J]. JAMA, 1985,254(7):919-924.

[32] 朱海珠. 运动过程中机体能量消耗和底物代谢特征研究[D]. 杭州:浙江师范大学,2009.

[33] Skovgaard C, Brandt N, Pilegaard H, et al. Combined speed endurance and endurance exercise amplify the exercise-induced PGC-1αand PDK4 mRNA response in trained human muscle [J]. Physiol Rep, 2016,4(14):e12864.

[34] Simao Xu, Weichun Liu, Minhua Li. Effects of mRNA, Protein Expression and Activity for Myocardial SOD2 by a Single Bout of or Long-Term Strenuous Endurance Exercise in Rats [J]. Chinese Medicine, 2014,5(4):251-258.